ちくま新書

意識とはなにか

——〈私〉を生成する脳

茂木健一郎
Mogi Ken-ichiro

434

意識とはなにか——〈私〉を生成する脳

【目次】

本文イラスト＝眞下弘孝
部扉図版＝COLOR BOX

まえがき

近年、脳科学に対する関心が高まっている。

私たち人間は、一人一個の脳を持っている。人間の性格をつくり出すのも、人間の記憶を支えているのも、すべて脳である。脳の中の神経細胞の活動の結果として、どのような体験が生まれるのか、私たち一人ひとりが直感的な理解を持っている。私たち一人ひとりは、素朴な意味での脳科学者と言ってもよい。だからこそ、脳科学に関心を持つ人々も増えてきているのであろう。

関心の高まりにつれて、脳科学の「成果」が報道される機会も増えてきている。このような活動をしている時には、脳のこの部位が活動している。この神経伝達物質が、このような心の働きを支えている。この脳の病気は、このような遺伝子の異常によってもたらされる。そうしたたぐいの研究報告である。たしかに、脳を切り開くことなく脳の活動を計測する、いわゆる非侵襲計測と呼ばれるさまざまな計測法の発達にも支えられ、脳科学の知見は飛躍的に増大している。その発展ぶりは、まさに、脳科学ルネッサンスと呼んでもいい状況である。

このような近年の脳科学に対する関心の高まり、そして脳科学のさまざまな「成果」を耳にしている人々は、脳科学が、実は深刻な方法論上の限界に直面していると聞いたら、驚くかもしれない。しかし、脳を理解するという人類の試みは、実際絶望的と言ってもよいほどの壁にぶつかっているのであり、その壁が存在すること、それを乗りこえることがきわめて困難であるという事実を、世界中の心ある研究者は理解しているのである。

その壁とは、すなわち、なぜ、脳の中の神経活動によって、私たちの意識が生み出されるのかが、皆目わからないということにある。

*

むかし、近代科学が発達する前に、錬金術というものが研究されていた。人々は、永遠の輝きと高い経済的価値を持つ金を、何とか他の物質から合成しようとしていた。あれとこれを混ぜ、このような化学反応を起こせば金ができるのではないか。そのような希望的観測の下に、さまざまな試みが行われた。

今では、金のような原子を他の原子からつくるには、通常の化学反応よりもはるかに高いエネルギーで起こる原子核反応が必要であるということがわかっている。そのようなことがわかっている現代の科学の水準からすれば、錬金術は、全く成功の見込みがないことを根拠のない希望的観測の下に行う、迷信に近い営みであったということになる。実際、今日錬金術といえば、科学的合理性とはほど遠い、時代遅れの知の体系だとみなされることが多い。

ところが、脳の中の神経活動によって、私たちの意識が一体なぜ生み出されるのかという謎を前にして、現代の脳科学者たちは錬金術師たちと全く同じ立場に立たされているのだ。というのも、錬金術師たちが一体どのように金というものが生み出されるのか、その根本原因を知らなかったように、今日の私たちは、脳の神経細胞の活動によって一体なぜ私たちの意識などというものが生み出されるのか、その根本原因を知らないからである。

前頭葉に自我の中枢があるとか、脳のさまざまな領域の神経細胞の活動が統合されて意識が生まれるとか、いかにももっともらしい「説明」はある。しかし、そのような説明のどれもが、錬金術師たちの、「あれとこれを混ぜて化学反応を起こせば金ができるのではないか」という、確実な根拠のない希望的観測と同じレベルにある。なぜならば、そのような説明のどれも、

・そもそも物質である脳の活動に伴って、どのように意識が生まれるのか？

・なぜ、宇宙にあるすべての物質の中で、神経細胞の活動だけに伴って意識が生まれるのか？　あるいは、他の物質の活動に伴っても、意識は生まれるのか？　だとすれば、どのような条件が満たされた時に、意識は生まれるのか？

・そのような意識を持つ〈私〉という主体は、一体どのように成り立っているのか？

といった根本的な問いには、答えることができないからだ。

今の脳科学は、一体なぜ物質である脳の活動に伴って私たちの意識が生まれるか、という究極の問いに対して、そのもっとも肝心な答えを知らない、錬金術ならぬ「錬心術」の時代にあると言わざるをえない現状である。

＊

一体、どうしたら錬心術を超えられるのか？　この問題について深く考えれば考えるほど、簡単に答えを得られないことがわかってくる。脳と意識の問題を突き詰めていくと、一体、物質が〈存在〉することと、私たちがそれを〈認識〉することはどのような関係にあるのか、そもそも、私たちの認識の中で、〈あるもの〉がまさに〈あるもの〉としてあること＝同一性はどのように成り立っているのか、といった通常の意味での「脳科学」の範疇を超えた問題に直面せざるをえなくなる。

どうやら、脳科学を従来の意味での「脳」を対象とした学問として考えている間は、私たちは永遠に錬心術の時代を抜けることができないらしい。脳科学という考え方自体が、物質と意識の関係を根本的に考えるという問題意識からすれば、究極の答えに至ることを妨げるエアポケットのようなものかもしれない。そのような可能性を真剣に考慮しなければならないほど、脳の活動と私たちの意識の間の関係を問う人類の知的探求は袋小路に陥っている。

もちろん、脳科学の知識が役に立たないというわけではない。日々積み上げられる知見に意味がないというわけでもない。一つの実験データを得るために投入される努力は大変なものであり、その成果は尊い。今後も、脳科学のルネッサンスを、多くの人の努力により維持、発展していくことは必要である。

その一方で、物質である脳の活動から、私たちの意識が生み出される根本原因を本気で解明しようとするならば、一度「脳科学」という問題設定を離れて、そもそもこの宇宙において、〈あるもの〉が〈あるもの〉であることはいかに成り立っているのかということを、その根底にさかのぼって考え直す必要がありそうである。そもそも、物質が物質たるゆえん、私たちの意識が意識たるゆえんを、物質や意識を構成している「個物」の起源にさかのぼって考える必要があるのだ。

とりわけ徹底的に考えてみる必要があるのが、私たちの意識の中において〈あるもの〉が〈あるもの〉であることが、はたしてどのように成り立っているのかという問題である。客観的な意味での物質の存在も、究極的には私たちの認識の中で〈あるもの〉がまさに〈あるもの〉であることを通して把握されている。だとすれば、物質としての脳と、私たちの意識の関係を考えるうえでもっとも重要なポイントとして、私たちの意識の中でそもそも〈あるもの〉が〈あるもの〉としていかに成立しているのかということを考える必要があろう。

錬金術が、そもそも物質の一つ一つがどのように（原子として）成り立っているのかということを追求することによって乗りこえられたように、私たちの意識の中に浮かぶ一つ一つのものがどのように成り立っているのかということを徹底的に考えることが、「錬心術の壁」を乗りこえることにつながるかもしれない。

本書では、以上のような視点から、私たちの意識の中で、〈あるもの〉が〈あるもの〉であることの不思議について、徹底的に考えた。

もちろん、答えがすぐに見つかるわけではない。その一方で、今までにすでに多くの人がたどったような、脳科学の知見に素朴に依拠した思考を積み重ねても、問題の本質が明らかになるとも思えない。本書における議論が、脳科学でもない、認知科学でもない、哲学でもない奇妙な中間領域の性質を帯びたのも、錬心術の現状を超える、新たな方法論の模索の中で避けることのできないことだったと思っている。そして、このような思索を続けることで、意識の問題を解明する道筋が見えてくると同時に、新しい「脳科学」の描像が浮かび上がってくる日が必ず来ると私は信じている。

マルコ・ポーロによる「黄金郷ジパング」の紹介（『東方見聞録』）のように、旅行ガイドというものは、その地にまだ到達していない時代に書かれた探索的なものが案外おもしろいのかもしれない。本書が、物質である脳と私たちの意識の間の関係を明らかにするという、人類未踏の知的探求の旅に関心を持つ人々のための一つの旅行ガイドとなれば幸いである。

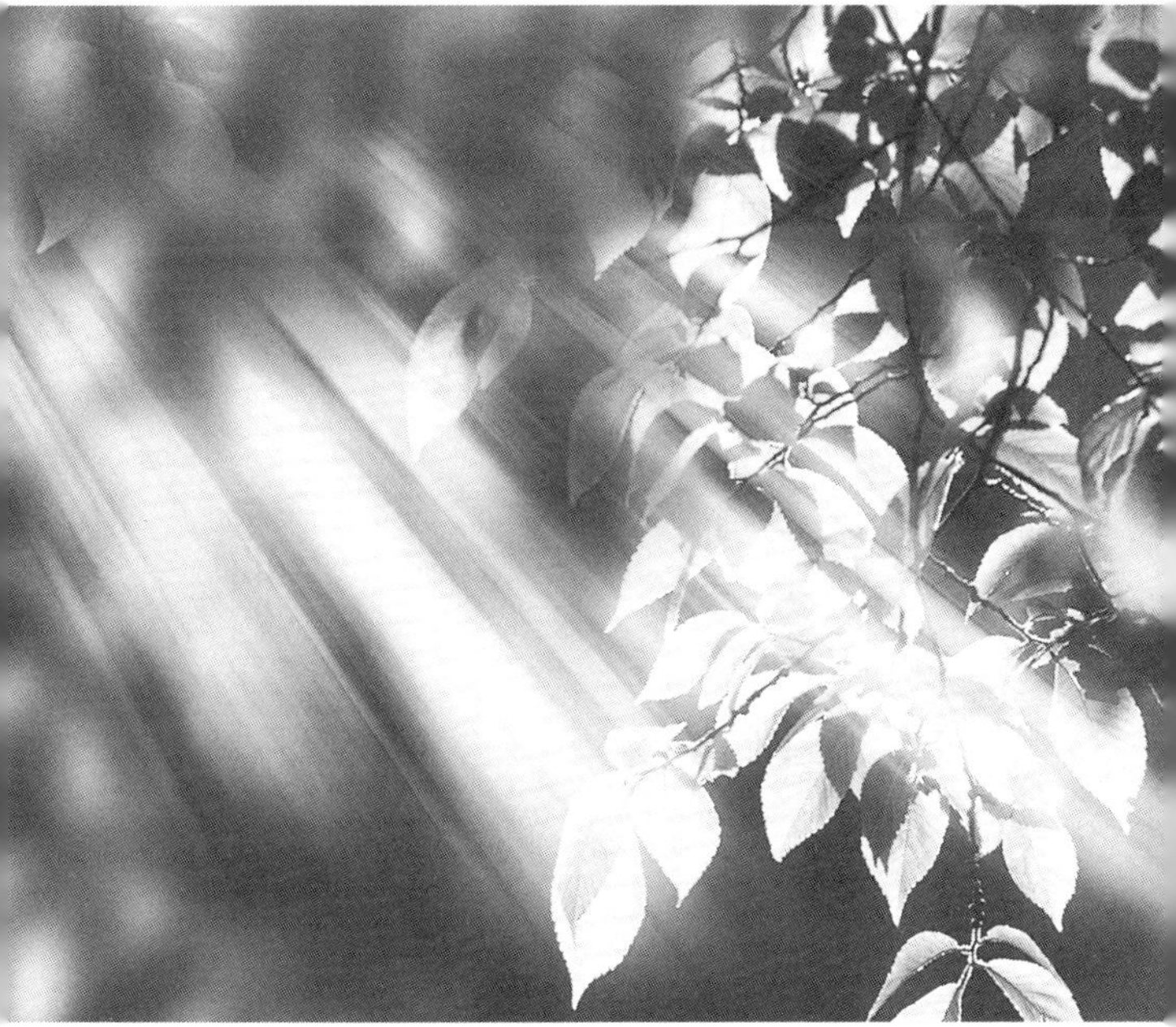

Ⅰ 心と脳のミステリー

――クオリアと同一性

第1章 〈私〉の心をめぐる問題

†世界について残された不思議なこと

科学の発達により、この世界から不思議なことは次第に姿を消していきつつある。

私たちの身のまわりにあるさまざまな物質が、どのような要素から成り立っているのかは、以前はよくわからなかった。ある物質が、他の物質にどのように変化していくのかも、よくわからなかった。いくつかの物質を反応させて金をつくり出そうという錬金術は、物質の成り立ちのわかっていなかった時代に、人々が想像力をたくましくした営みであった。今では、物質は何種類かの元素からできていることがわかっている。元素の存在が明らかになって、錬金術は、成功の望みのない営みだったことが明らかになった。

以前は、なぜ子供が親に似るのかは不思議であったが、今では、ＤＮＡという物質が遺伝情報を親から子に伝えるのだということがわかっている。目に見えない、ミクロな世界の物質の性質を決定している量子力学の法則の発見によって、トランジスタや集積回路が発明され、私たちの身の回りには、コンピュータや携帯電話といった、一昔前では魔法としか思えなかったであろうテクノロジーがあふれるようになった。

今日、私たち人類は、世界について知るべきことはほとんど知ってしまったようにさえ思える。

とはいっても、世の中から不思議なことが消えてしまったわけではない。実は、今日においても、この世界でもっとも不思議なことは、不思議なこととして残されてしまっている。それは、世界の森羅万象がまさにこのように存在すること、すなわち、〈あるもの〉が〈あるもの〉であることの不思議である。とりわけ、私たちの意識に浮かぶもの一つ一つが、他の何ものでもなく、まさにそのものであることの不思議、そして、そのようなさまざまなことを感じる私が、他の何ものでもなく、まさに〈私〉として存在していることの不思議である。

私たちが、世界について把握できるものは、結局、自分の意識の中で〈あるもの〉としてとらえられるものだけである。砂糖を口にした時、その「甘さ」は、たしかに「甘さ」として、他の何ものとも違うユニークな〈あるもの〉として感じられる。ヴァイオリンの音は、他のどの音とも違う「ヴァイオリンの音らしさ」を持っている。赤い色は、黄色とも、青とも、緑とも違う、「赤らしさ」を持っている。

およそ、私たちの意識の中でとらえられる〈あるもの〉は、それぞれが、他と区別できるユニークな感じを持っている。ユニークな感じを持っているからこそ、他と区別ができる。この、ユニークな感じが、一体どのようにして生まれているのか、そして、いかにして〈私〉が「砂糖の甘さ」や、「ヴァイオリンの音らしさ」や、「赤らしさ」のそれぞれのユニークさをとらえることができるのか。考えてみれば、この世界に、これほど根源的で、これほど不思議なことはない。

†科学的世界観に開いた穴

科学は、いわゆる「客観的」な法則を取り扱っている。一方、私の意識の中で、〈あるもの〉が〈あるもの〉であること、「ギラギラ」したものが「ギラギラ」したものであること、「ピカピカ」したものが「ピカピカ」したものであることは、いわゆる「主観的」な体験の問題である。科学が明らかにしてきたのが、客観的な世界のふるまいを支配する法則であるとすれば、今日、私たちの住むこの世界について残されている不思議なことは、主に、主観的な体験についてのさまざまな謎であると言ってもよい。

客観的な物質のふるまいの法則を明らかにしてきた科学の方法論は、今のところ、私たち人間の主観的体験の問題、意識の問題を解明するという課題に対しては無力である。なぜ、脳という物質のふるまいに伴って、私たちの意識が生まれるのか？

一体、世界の中にあるさまざまな物質のふるまいのうち、どのようなものに意識が宿るのか？

意識の中で、〈あるもの〉が〈あるもの〉として感じられるのはいかにしてか？

すべてを感じる存在としての〈私〉は、どのようにして生まれるのか？

〈私〉は、生まれる前は、どこにいたのか？

そして、〈私〉の存在は、死んでしまった後はどうなってしまうのか？

私たちの意識の中で、〈あるもの〉がまさに〈あるもの〉として感じられること、そして、そのような意識を持つ〈私〉が〈私〉であることの不思議さは、すべてを説明しつくすかのようにも見える科学的世界観に開いた穴として、私たちの前に存在している。

（「意識」(consciousness)と「心」(mind)は、しばしばほとんど同義の言葉として使われる。しかし両者は、厳密にいえば少しニュアンスが異なる。「意識」が、〈私〉によってハッキリと把握されるさまざまな表象の世界を指すのに対して、「心」は、無意識をも含めた精神の働きを指す。本書では、ときに「意識」と同義の言葉として「心」を用いるが、その際には「心」の指す精神の働きのうち、特に「意識」される部分を表すものとする。）

†ニュートンのリンゴ

世界の中のさまざまな謎を解き明かしてきた近代の科学は、ニュートンによる万有引力の法則の発見に始まったと言ってもよいだろう。

英国、ケンブリッジ大学のトリニティ・カレッジは、自然科学の名門中の名門である。ニュートン、ラッセル、ホワイトヘッド、ラマヌジャンをはじめとして、科学の発展に寄与した著名な学者たちが、きら星のようにかつての所属者名簿に名を連ねている。

トリニティ・カレッジの正門の横には、小さなリンゴの木がひそやかに植えられている。何の表示もないので気がつきにくいが、このリンゴの木は、ニュートンが実が落ちるのを見て、万有引力の法則を発見したという「ニュートンのリンゴ」の子孫であると伝えられている。

ニュートンのリンゴの木のあまりにも有名な伝説が真実なのかどうか、また、トリニティ・カレッジのリンゴが本当にその木の子孫なのかどうかについて、今となっては確かめる術はない。それでも、ニュートンがリンゴの実が落ちるのを見て、なぜ天上の月は落ちてこないのかと疑問に思ったとされる伝説は、魅力的である。

近代に急速に発達した科学は、どこでも何時でも成立する、普遍的な法則を求める営みであった。リンゴの動きと月の動きを、一つの法則で理解しようとしたニュートンの発想は、普遍性を求めての偉大なジャンプであった。

地上のものは、リンゴでも、本でも、石でも、手を離せば落ちていく。一方、空に見える月やその他の天体は、落ちることなくその場にとどまっている。ニュートン以前には、月が落ちてこないのを誰も不思議に思わなかった。というのも、地上の物体と、天上の物体は「別のカテゴリー」に属すると思われていたからである。リンゴが落ちてくるのは、それが、地面の近くにあるからである。一方、空に輝く月が落ちてこないのは、それが天上にあるからである。地上と天上は別のカテゴリーに属していると考えれば、それらの異なるカテゴリーに属する物質のふるまいが違うのは、当然だとも思えるだろう。

ニュートンは、そのような、地上の物体と天上の物体の別扱いをやめた。地上であれ、天上であれ、

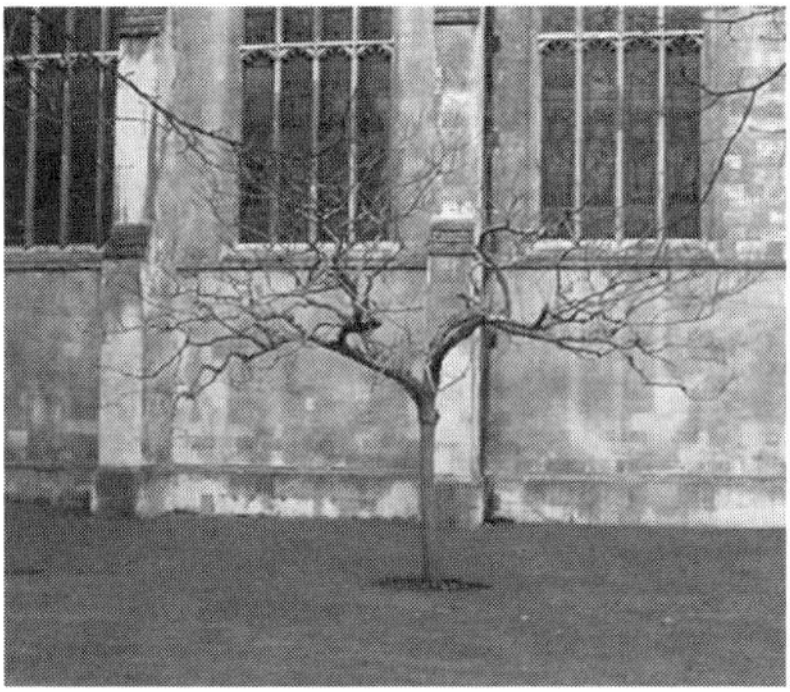

図1　ニュートンのリンゴの木

およそこの宇宙に存在するすべてのものは同じ法則に従うはずだ。そのように考えた。言われてみれば当たり前のことであるが、その当たり前のことに気がついたのが、ニュートンの偉大さであった。

その結果、ニュートンが到達したのは、天上の月にも地上のリンゴにも、同じ「万有引力」という力が働いている、そして、月は実はリンゴと同じように、地球に向かって落ち続けているのだという驚くべき結論であった。月は落ち続けているのだけれども、その運動の慣性から見かけ上生じる遠心力とのバランスにより、地球に向かってまっすぐ落ちるのではなく、地球を中心としてぐるぐる回る軌道をとる。地球に向かってまっすぐ落ちるリンゴも、地球を中心にぐるぐる回る月も、実は同じ法則に従って運動している。その見かけの違いは、最初にどのような状態にあるか（初期条件）の違いにすぎない。

ニュートンの、「リンゴ＝月」という詩的とさえ言える発想の飛躍をもって、今日に至る近代科学の爆発的な発展が始まったのである。

ニュートン以来、科学は、世界の中のすべての事象に普遍的にあてはまる法則を求めることで発展してきた。生命という現象がいかに特別なものに思えても、それを特別扱いすることなく、生き物の身体をつくっている物質の化学的性質を追求することで、今日の分子生物学の発展がもたらされた。水、空気、硬いもの、やわらかいもの、食べられるもの、食べられないもの。私たちの身の回りにある、一見性質が全く異なるさまざまな物質をそれぞれ特別のものだと考えるのではなく、共通の構成要素、共通の化学的法則によって成り立っていると考えることで、物質科学の進歩がうながされた。

科学とは、世界の中にあるさまざまなものを特別扱いするのではなく、それらに共通の性質、普遍的に成り立つ法則を求める営みであった。森羅万象の何ものも特別扱いしないことで、科学は発展してきたのである。

†クオリア

特別扱いを認めないことで発展してきた科学が、いまだに特別扱いせざるをえないのが、私たちの意識、主観的体験である。

朝、目覚めとともに脳の神経活動のレベルが上がって、ある一定のしきいを越えると、突然、そこに〈私〉の意識が生まれる。そして、私たちの意識の中に体験されるさまざまなものたちは、それぞれがユニークな質感（クオリア）に満ちている。

ここで、クオリア（qualia）とは、もともとは「質」を表すラテン語で、一九九〇年代の半ば頃から、私たちが心の中で感じるさまざまな質感を表す言葉として定着してきた。太陽を見上げた時のまぶしい感じ、チョコレートが舌の上で溶けて広がっていく時のなめらかな甘さ、チョークを握りしめて黒板に文字を書いた時の感触。これらの感覚は、これまで科学が対象としてきた質量や、電荷、運動量といった客観的な物質の性質のように、数量化したり、方程式で記述したりすることがむずかしい。

朝起きて飲む一杯のコーヒーの香り。バターをたっぷりつけたトーストの歯触り。洗面所で顔を洗う時の、水のひんやりとした感触。顔の筋肉が引き締まる感覚。服に袖を通した時の、布地が皮膚をマッサージする触感。風がほほをなでる感覚。こずえでさえずる鳥の鳴き声。これら、私たちの意識的体験をつくり出しているものたちは、それぞれとてもユニークなクオリアとして意識の中で感じられている。

そして、そのようなクオリアのすべてを感じ取っている〈私〉という存在がいる。眠っている間の意識がない状態から、クオリアに満ちた意識的体験への変化はあまりにも劇的である。

およそ、意識されるものはすべてクオリアである。たとえば、「Aさんがこの時間は家にいることを知っている」心の状態と「Aさんがこの時間は家にいることを信じている」心の状態は、それが意識の中で把握される時には、それぞれ異なるクオリアを持つ。私たちの意識の中で、ある状態が他の状態と異なるユニークな〈あるもの〉として把握されるのは、その状態に固有のクオリアによるのである。

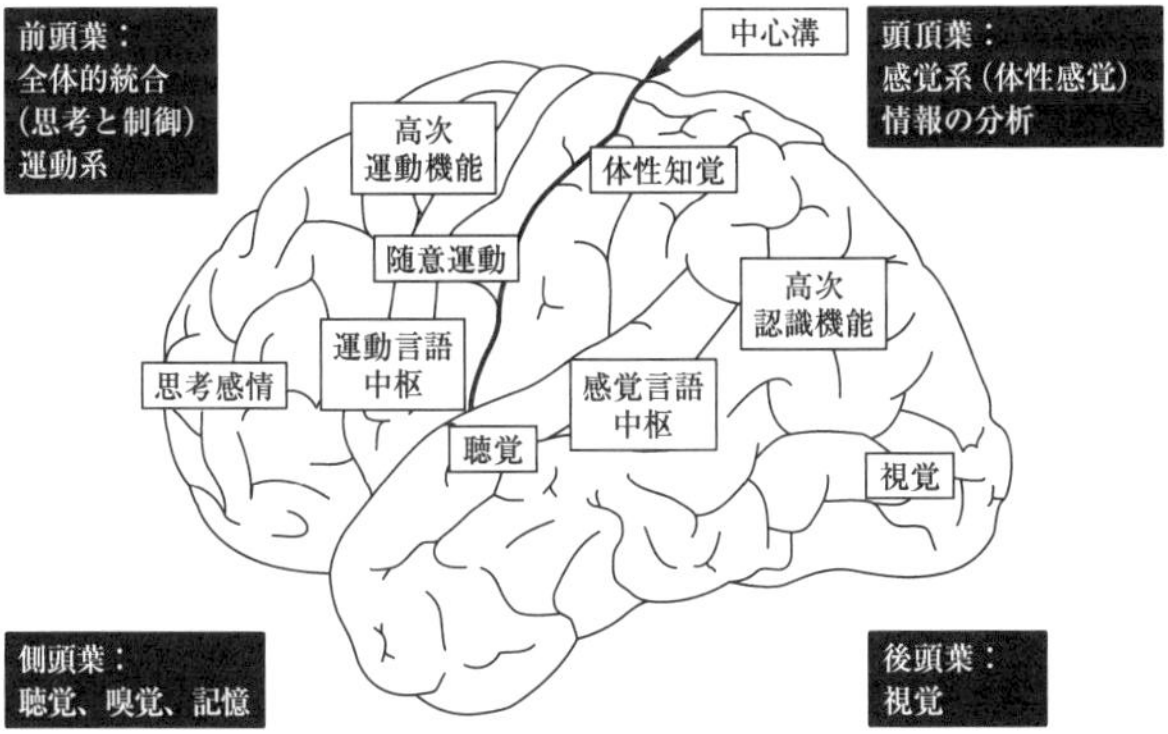

図2　脳の全体像

もちろん、主観的体験と、客観的な物質現象が無関係であるというわけではない。脳科学の発達により、私たちの意識は脳の中の約一〇〇〇億個の神経細胞（ニューロン）の活動によって生み出されることが徐々にわかってきている。たとえば、赤い色の質感、ガラスの透明感、スプーンの金属光沢といった視覚の要素は、脳の後頭部にある第一次視覚野と呼ばれる領域の神経活動を必要条件として生み出されることがわかっている。何らかの理由で第一次視覚野を損傷してしまった人は、赤、透明感、金属光沢といった生々しい視覚的体験を失ってしまうのである。

意識的体験を特徴づけるクオリアを生み出すのは、脳の中の一〇〇〇億の神経細胞が、それぞれ数千のシナプス結合を通して結び合う関係性である。神経細胞を一つ取り出して培養皿の上に置き、

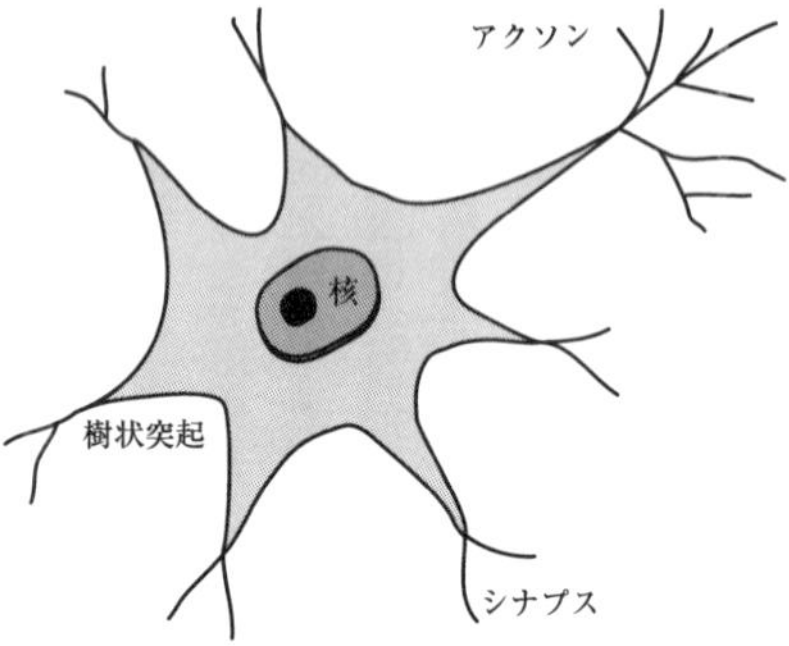

図3　神経細胞（ニューロン）

刺激して活動させたとしても、そこにはクオリアも、クオリアを感じる〈私〉も生まれない。クオリアと、それを感じる〈私〉は、神経細胞が複雑に結合しあってつくり上げる、私たちの脳という複雑なシステムの性質として生み出されてくる「脳内現象」なのである。

神経細胞の活動は、客観的に測定することのできる性質である。一方、その結果生み出される意識の体験は、主観的にしか感じることのできないものである。脳の神経活動と意識体験の間に密接な関係があるということは、その両者を統一する、ある普遍的な法則の存在を予感させる。しかし、その普遍的な法則が何なのか、いまだにわかっていない。

†哲学的ゾンビ

現代の科学において、主観的体験が特別扱いされているということは、「哲学的ゾンビ」と呼ばれる概念の存在を考えることによって浮き彫りにされる。

ここで、「哲学的ゾンビ」とは、客観的なふるまいは私たち人間と全く区別がつかないが、一切の主観的体験、意識を持たないような存在である。

哲学的ゾンビたちは、まるで人間のように喜び、悲しみ、言葉を話す。恋愛映画の悲しい場面を見れば涙を流し、おいしい食べ物を食べればにっこり笑う。言葉を交わせば、まるで人間であるかのように心のこもった会話をすることができる。その顔の表情も、身振りも、会話も、客観的に観察できるあらゆるふるまいは、私たち人間と全く区別がつかない。ただ、彼らは、一切意識や主観的体験というものを持たないのである。

はたして、このような「哲学的ゾンビ」が原理的に存在しうるのかどうかについては、哲学者たちの間でさまざまな議論がある。ただ一つだけ言えることは、現代の科学は、私たち人間をあたかも哲学的ゾンビであるかのように扱っているということだ。人体を構成する細胞の働きを生化学的に解明する時も、脳の神経細胞の活動を解析する時も、科学は、あたかも人間が意識など持たない存在であるかのように扱ってきた。脳科学においても、神経細胞の活動を、あたかもそれが意識を生み出すなどということは気に留めていないかのように観察してきた。

ニュートン以来の科学的世界観の下では、そもそも人間が意識を持つこと、主観的体験を持つこと自体が想定外のことなのである。科学的立場からすれば、むしろ、脳の中の神経細胞の活動が意識を生み出すことなどない方が好都合なのであり、だからこそ、日々朝の目覚めとともに〈私〉の意識がそこに生まれるという明白な事実にもかかわらず、科学は意識の存在を無視してきた。

ニュートン以前の人々が、放っておけば落ちてくるリンゴと落ちてこない天上の月を別のものだと思っていたように、科学は脳を含む物質の客観的ふるまいと私たちの主観的体験を切り離し、前者のみをその探究の対象とし、後者の存在を無視してきた。

しかし、事実としては、私たちの主観的体験は、私たちの脳という物質の客観的なふるまいと密接に関係している。そして、客観的な物質のふるまいが、数字で表すことができ、定量的な方程式で記述できるのに対して、私たちの主観的体験は、定量化が困難ないしは不可能に見えるさまざまなクオリアから構成されているのである。

†意識とはクオリアのかたまりである

クオリアは、私たちの意識の中で、〈あるもの〉が〈あるもの〉であると感じられることに深くかかわっている。私たちの意識の中で、〈あるもの〉が〈あるもの〉として成り立つということは、それが、ある特定のクオリアとして感じられるということである。

「ギラギラ」や「ピカピカ」といった、質感そのものとも言える〈あるもの〉はもちろんのこと、数字や、記号、言葉といった、一見質感そのものとは独立した抽象的な形で私たちの意識の中に存在するかのように見える〈あるもの〉もまた、それが意識の中で〈あるもの〉として感じられる以上、一つのクオリアである。たとえば、数字の「2」には、「2が2であること」のユニークな感覚が付随している。そのような「2が2であること」のクオリアを、「2」という表記は指し示している。そして、「2」という表記自体もまた、「白地に黒」といった色のクオリアから構成されている。

「真理」や「美」といった、抽象的な概念にも、それが私たちの意識の中で感じられる時には、ある特定の質感がまとわりついている。いまだにどのような言葉によっても指し示されていない微妙なニュアンスに満ちたクオリアに関しても、私たちはそのユニークな同一性〈あるもの〉が〈あるもの〉であること〉を感じ取ることができる。たとえば、アイスクリームを食べた後でコーヒーを口に含んだ時の温度と味のコントラストがもたらす絶妙な質感は、それをはっきりと言い表す言葉はないにせよ、私たちの意識の中で、他のどのような体験によっても生じないユニークなクオリアとして感じられている。

私たちは、クオリアを通して、私たちが体験するさまざまなことのユニークさを感じ取っている。私たちの意識とは、すなわち、クオリアのかたまりなのであり、私たちの心の中で、〈あるもの〉が〈あるもの〉として成立するということは、すなわち、それが一つのクオリアとして感じられているということを意味する。〈あるもの〉が〈あるもの〉であることの不思議さを解き明かすということは、すなわち、クオリアの不思議さを解き明かすということであると言ってもよいのである。

†クオリアと同一性

ここで、意識の中で感じられるクオリアと、〈あるもの〉が〈あるもの〉であること（同一性）の関係を整理しておこう。

一般に、私たちの意識の中で〈あるもの〉が〈あるもの〉であると感じられる時、それはいくつかのクオリアの集合体として成り立っている。

たとえば、今、目の前のコップを見ているとしよう。この瞬間、私たちは、たしかに〈コップ〉を〈コップ〉として認知している。その時、意識の中でコップは、ある広がりを持ったクオリアのかたまりとして感じられている。コップの各部分は、ある色のクオリアとして感じられ、それぞれの特定の色の空間分布が、「透明感」のクオリアを引き起こす。

単独で透明な色は存在しない。一つ一つをとれば透明とは感じられない色が、ある空間的パターンで分布することによって、透明感のクオリアが成立する。透明感というものが、ある特定の色のパターンであるということは、コップをデジタルカメラでとってパソコンに取り込み、その画像を操作してみればわかる。透明に感じられる一部分を切り取って、そこだけを拡大すれば、それは単なる不透明な色になってしまうであろう。

　コップ自体は、それを構成する色、透明感といったさまざまなクオリアから構成されているが、そのように構成された「コップ」というもの自体も、また一つのクオリアである。コップというクオリアは、それを構成する色や透明感といったクオリアのかたまりとして私たちの意識の中で感じられているのである。

　およそ、意識の中でそれとして判別されるものは、一つのクオリアである。場合によっては、あるクオリアはそれを構成するクオリアのかたまりに分解することもできる。逆に、いくつかのクオリアの集合が別のクオリアとして感じられることもある。

　クオリアは、私たちの意識の中で〈あるもの〉が〈あるもの〉であることを支える、意識の基本的な性質である。私たちの意識の中で、〈あるもの〉が〈あるもの〉として感じられる時、必ずそれは一つのクオリアとして感じられるという意味では、意識の中では同一性＝クオリアであると言ってもよい。

私たちの心に浮かぶさまざまなクオリアは、宇宙空間の中にいきなりぽかりと現れるわけではない。

†クオリアを感じる〈私〉

クオリアを感じるのは〈私〉である。クオリアが生み出されるメカニズム、すなわち、意識の中で〈あるもの〉が〈あるもの〉であることを支えるメカニズムは、それらのすべてを感じる〈私〉が生み出されるメカニズムと切り離すことができない。

たとえば、私の心の中に、「赤い風船」が見えているとする。このとき、「赤い風船」というイメージは、赤い色、表面のつや、丸い形、風船らしさ……といった、さまざまなクオリアのかたまりとして意識されている。〈赤い風船〉が〈赤い風船〉であるということは、〈赤い風船〉でしかありえないようなクオリアの集合体が心の中に感じられるということである。

すでに述べたように、私たちの心の中で感じられるクオリアを生み出している脳内の神経活動については、徐々に知見が積み重ねられてきている。たとえば、〈赤い風船〉を構成する「赤」、「表面のつや」、「丸い形」、「風船らしさ」といったクオリアを生み出す必要条件となる神経活動は、脳の後頭部の第一次視覚野を中心とする大脳皮質の視覚野に存在

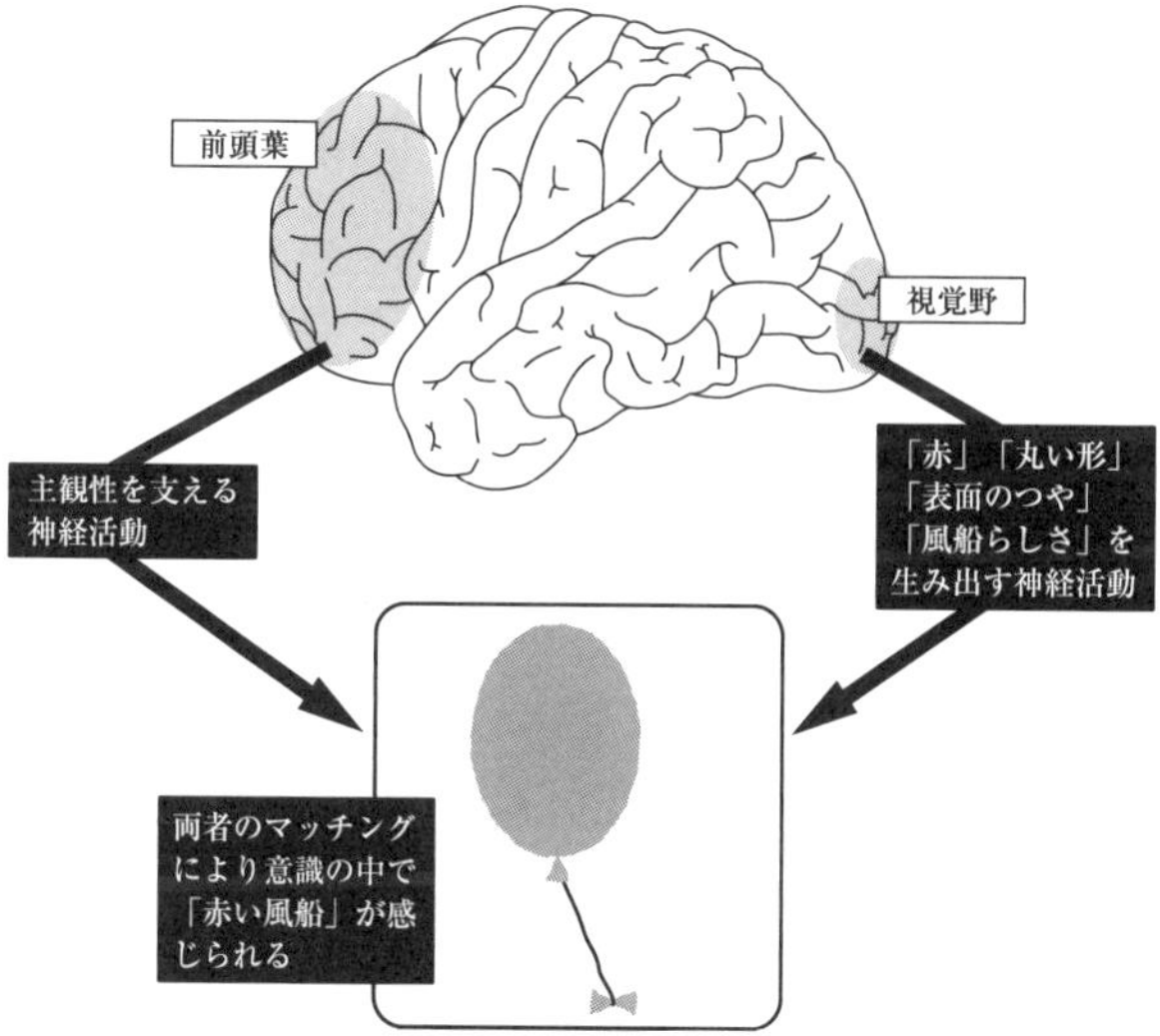

図4　前頭葉と視覚野のマッチング

することがわかっている。

一方で、視覚野の神経活動としてこれらの「情報」が表現されているだけでは、それが意識の中に感じられる十分条件を満たさないこともわかっている。これらの神経活動が、〈私〉の心の中で、「赤い風船」として感じられるためには、これらのクオリアを生み出す神経活動と、前頭葉を中心とする〈私〉の主観性を支える神経活動の間に、マッチングがとられなければならない。

前頭葉、とりわけそのもっとも前側にある前頭前野に、〈私〉という主観性を支える自我の中枢があるとされるのは、たとえば、心の中で感じられているさまざまなクオリアのうち、どれに注意を向けるかというコントロールが、前頭葉で行われていることを示唆するデータがあるからである。状況に応じて、文脈（コンテクスト）を切り替えて適切な判断をするうえでも、前頭葉が中心的な役割を果たしていると考えられる。第5章で詳しく議論する、何かの「ふり」をする能力においても、前頭葉が重要な役割を果たしていると考えられている。）

私たちの心の中で、たとえば、赤という色のクオリアは、それ以外ではありえないようなユニークな存在として感じられている。このユニークな同一性（〈あるもの〉が〈あるもの〉であること）の成り立ちが、「私が○○を感じる」、すなわち、「私が赤のクオリアを感じる」という主観性の構造と無関係には成立しえない点にこそ、意識の中で感じられるクオリアに支えられたさまざまなものたちの同一性の起源を明らかにするという問題の、とてつもないむずかしさの理由がある。

†客観的な同一性と主観的な同一性

脳は、複雑ではあるが、物質である。ニュートン以来の科学の発達が明らかにしてきたように、脳は、それを構成する神経細胞の構造や、その間の結合のパターンはおそろしく複雑ではあるけれども、それを成り立たせている元素や化合物自体は、脳以外の他の物質と変わらない。

そして、これらの物質の客観的な性質を問題にしている限り、〈あるもの〉が〈あるもの〉であることについて、どうすることもできないほどのむずかしい問題には遭遇しないようにも見える。ある元素がある元素であること、ある分子がある分子であることは、それをどのような立場から観測するかということには関係なく、客観的な法則と結びついた世界の構成要素として成り立っている。客観的な物質の同一性（〈あるもの〉が〈あるもの〉であること）は、それを誰が見るかということには関係なく成り立つからこそ、ニュートンがリンゴと月を万有引力という普遍的な法則を通して結びつけたように、普遍的な法則としての科学をつくり上げることが可能になった。

一方、私たちの心の中で、〈あるもの〉が〈あるもの〉として感じ取られていること、あるクオリアがユニークな質感として感じられているということは、〈私〉がそれを感じるという主観性の構造と切り離せない形で結びついて成り立っている。クオリアは、物質の構成要素である元素がそうであるように、誰が見ても水素は水素であり、窒素は窒素である、という形で成り立っているのではなく、「私が○○を感じる」という主観性の成り立ちを前提に、それと密接に絡んで成り立っている。

だからこそ、「私にとっての赤のクオリア」は、〈私〉を離れて「彼」や「彼女」と共有されるということがない。クオリアについて、「私が見ている赤と、他人が見ている赤は同じなのかどうか」ということが常に問題にされるのも、クオリアという同一性の形式が、物質における客観的な同一性と異なり、「私にとって」という私秘的な（プライベートな）形でしか成り立たないからである。

もちろん、私にとってのプライベートなクオリアも、私の脳という客観的に観察できる物質の中の、これまた客観的に観察できる神経細胞の活動に伴って生み出されている。〈私〉というプライベートと、物質の存在する宇宙というパブリックは、脳を通して交錯している。だからこそ、脳科学のデータを参照しながら、意識の成り立ちや、意識の中での〈あるもの〉が〈あるもの〉であること（クオリア）の成り立ちを考えるということが、世界観の根幹にかかわる重要な問題として、現在多くの人々に認識されているわけである。

†科学とクオリア

ニュートン以来の近代科学の方法論は、客観的な立場から見た物質の同一性（〈あるもの〉が〈あるもの〉であること）を前提に発展してきた。一方、主観的な立場から見た〈私〉にとっての同一性を支える形式＝クオリアは、そのような科学の方法論ではどうやら扱うことができないように見える。ここに、科学的方法論を通して心や意識の問題を考えることのむずかしさの根本があると考えられるのである。

同一性の成り立ち一つをとっても、客観的な存在としての物質と、主観的な体験としての意識とでは全く様子が異なる。だからこそ、私たちは、物質と心というように、両者を、異なるカテゴリーに属するものとして扱ってきた。物質は物質であり、心は心であると考えて、その両者の間の関係を正面から問うことを避けてきた。

しかし、脳科学の発達により、脳という物質と、その神経細胞の活動によって生み出される心の間には、密接な関係があることがわかってきた。その過程で、脳と心は異なるカテゴリーに属しているのだから、両者の間に直接の関係はないといういわゆる「二元論」の立場は、私たち人類の知的探求心を満足させられないことがはっきりとしてきた。

考えてみれば、そもそも、いわゆる「客観的」な立場も、もとを正せば意識の中で感じられること、すなわち、主観的な体験に基づいて、そこから抽出されることで成り立っている。どんなに客観的なデータも、それが〈私〉の意識の中で把握される際は、生々しいクオリアとして感じられている。計測の結果を示す液晶の数字が緑の背景の中で赤いクオリアのかたまりとして感じられるように、あるいは、空に浮かぶ月の位置が、空間的広がりの中に煌々と輝く黄色のクオリアとして感じられるように、いわゆる客観的性質もまた、クオリアに満ちた意識的体験として感じられている。

ニュートン以来の科学において大成功を収めた、物質の客観的なふるまいを定量的に記述し、それらに普遍的にあてはまる方程式を見出すという方法論も、究極のところ、私たちの意識の中にあふれるクオリアが保証している同一性によって支えられている。一見質感とは無縁に見える、数の世界、方程式の世界も、鮮烈で、ユニークで、生々しいクオリアの体験にその起源がある。

脳の働きを考えるうえでは、客観的に見て、脳がどのような「機能」を果たしているかを考慮すれば十分であるとするいわゆる「機能主義」の立場は脳への科学主義的アプローチの典型であるが、根本を突き詰めれば、その立場も私たちの主観的体験、その中で感じられるクオリアと無縁ではない。なぜならば、後に議論するように、機能主義の立場であるシステムを記述する際の道具となる要素そのものが、私たちの意識の中で、あるクオリアとして感じられることにより成立しているからだ。

†「ニュートンのリンゴ」を求めて

どんなに客観的な立場を貫こうとしても、そこには何らかの主観が混入することを避けることはできない。脳科学の急速な発達を受けて、今や、私たちは、かつてニュートンがそれまで異なるカテゴリーに属していると考えられていた地上のリンゴと天上の月のふるまいを一つの普遍的な法則の下に理解しようとしたように、「主観的な立場」から見た心のふるまいと、「客観的な立場」から見た脳のふるまいを、一つの普遍的な法則の下に理解しようとする努力を開始すべき時期を迎えている。

心と脳の問題における、「ニュートンのリンゴ」はいまだ見つかっていない。意識の謎を解く鍵となる知恵の実をめぐる人類の探求はまだ当分続くだろうと考えられる。現時点で確実に言えることは、物質のふるまいの理解が、〈あるもの〉が〈あるもの〉であること、すなわちある元素がある元素であることの原理の発見によって飛躍的に進んだように、心のミステリーの解明も、私たちの心の中で〈あるもの〉が〈あるもの〉であること、そして〈私〉が〈私〉であることの原理の発見によって、また飛躍的に進むだろうということである。

私たちの心の中で、〈あるもの〉が〈あるもの〉であることとは、すなわち、それがクオリアとして感じられるということを意味する。心のミステリーを解明することは、すなわち、クオリアのミステリーを解明することでもある。

まずは、私たちの心の中で、〈あるもの〉が〈あるもの〉として成り立っている様子を、じっくりと見つめることから始めよう。

第2章　〈あるもの〉が〈あるもの〉であること

†「ただいま」という言葉の響き

子どもの頃、「ただいま」という言葉の響きが不思議でしようがなかったことはないだろうか？

私はある。あれは五歳くらいの時だったか、遊びから帰って来た時に、玄関で「ただいま」と言った。その「ただいま」の響きが不思議で、おや？　と思った。今私の口から出た言葉は、一体何なのだろうと思った。

家に帰ってきた時には「ただいま」と言うものだということを学んだのはいくつくらいのことであったか、とにかく、五歳の時には、玄関でくつを脱いだ時に「ただいま」と言うのが、習慣になっていた。言葉の意味がどうのこうのとか、そのようなむずかしいことを考えたことがあったとは思えない。とにかく、子どもの私は、「ただいま」という言葉を発することによって、両親や祖父母に、自分が帰ってきたことを伝え、私も家の中に誰かがいることを確認し、そのようなプロセスを通して安心と暖かさを得る、ということを了解していたように思う。

もちろん、当時、自分の状況をこのような理屈で説明できたわけではない。明示的な理屈で説明することはできなかったが、「ただいま」という言葉が私の心において、あるいは私の家という「社会」において果たしている役割が理解できなかったわけでもない。実際、「ただいま」という言葉を発した時の心の感覚は、四〇歳になった今と、五歳のあの頃で変わっていないように思う。

あの日、五歳の私の脳の中で何が起こったのかわからない。なぜか、「ただいま」という言葉の響き自体に注意が行ったのである。そして、その「た・だ・い・ま」という一連の響きが、とてつもなく不思議で、そして落ち着かないもののように思えた。「ただいま」と素早く言ってしまって、その後の母親とのやりとりや、おやつをもらう手続きに移れば、何の問題もない。しかし、立ち止まって、「ただいま」という言葉の響き自体に注意を向けた時、何とも言えない「不条理な感覚」がそこから立ち上がるように思えた。しばらく「ただいま」、「ただいま」、「ただいま」と自分の心の中で言ってみて、その響きを味わってみると、生まれて以来感じたことのない不安がわき上がってくるように思えた。

五歳のあの日、「ただいま」がなぜ「ただいま」なのか、そのことについて考えれば考えるほど、「ただいま」という言葉だけでなく、そのような言葉を発している自分や、そのような自分を中に含んでいる世界というものの存在が、とてつもなく不安定で、おぼつかないもののように思われたのである。

＊

それから、小学校、中学校と成長する中で、私にとって、「ただいま」が「ただいま」であることはどういうことかについて考えることは、とても心が惹かれる魅力的なことだった。同時に、あまりそのことについて考え詰めると、自分の心のあり方が危機にさらされる、ひょっとすると、自分の生命さえ危うくなる、そのような直感が働いて、いつも、途中で考えるのをやめてしまったように記憶する。

今でも、「ただいま」が「ただいま」であることについて考えることが、魅力的なミステリーであると同時に、ひょっとすると心の安定や生命にかかわる危険なことであるという認識は変わらない。「ただいま」は「ただいま」であるとして、さっと通り過ぎることが、どうも私たちがこの世界で「うまく生きていく」うえで、必要不可欠な技術であるようにも思えるのだ。

だからといって、「ただいま」はなぜ「ただいま」なのか、という根本的な問題を忘れることもできずにいるのである。

†〈あるもの〉が〈あるもの〉であることの不思議

あの日、五歳の私の心をおびやかした「ただいま」という言葉の不思議さは、結局、〈あるもの〉が〈あるもの〉であることの不思議さである。

「た・だ・い・ま」という一連の音の響きは、私の心の中でユニークな存在感を持っている。そこには、「ただいま」という音が、まさに「ただいま」でしかありえないという、〈あるもの〉が〈あるもの〉であることの不思議さがある。これは、第1章で述べたように、現代的な言葉づかいでいえば、クオリアの問題である。つまり、赤い色の質感（クオリア）が、私の心の中で、まさにそれ以外の何ものでもない形で成り立っているのと同じように、私の心の中で、「ただいま」という一連の音が、それ以外の何ものでもない形で成り立っているということにかかわる問題である。

誰でも、子どもの時に、自分の心の中で〈あるもの〉が〈あるもの〉として感じられていることの不思議さに心を惹かれたことがあるだろう。たとえば電球が輝いているのを見て、私の心の中であの電球が輝いているこの感じは、一体何なのだろうと疑問に思う。電球が輝いている、というその感じそのものは、一体何なのか、これは、まさにクオリアの問題である。電球の輝きと同じように、「ただいま」という音の響きは、他の何ものでもないユニークな感覚＝クオリアとして私たちの心の中に立ち上がっている。

言葉の「意味」は、それを生活の現場で用いた時の一連の作用を通してとらえることもできる。「ただいま」という音を発することによって、私の心が安心し、暖かくなる。それを聞いた親が安心して、にこっと笑う。「た・だ・い・ま」という一連の音は、私たちの心の中で、ユニークな質感、すなわちクオリアとして認識され、そのユニークな「た・だ・い・ま」という音素をクオリアとして感じた時、日本語を母国語とする私たちの心の中には、右に挙げたような作用が生じる。

現代の脳科学では、このような作用もまた、その作用の結果が意識され、「暖かい感じ」、「安心した感じ」といった質感として感じられる限りにおいて、また、そのような作用への予感が、私たちの心の中で何とも言えない、しかしユニークな質感として感じられる限りにおいて、クオリアの一つだと考えられている。

私たちが「言葉の意味」と呼んでいるものは、心の中で一つのユニークな質感として立ち上がるクオリアと、必ずしも意識されない他者とのやりとり、それを支える文脈によって構成されている。

そして、私の心の中のクオリアは、決して、宇宙の中にぽつんと孤立して浮かんでいるわけではなく、「それを私が感じる」という主観性の構造と深く結びついて存在している。実際、私が感じるクオリアは、私にしかそれが感じられない、という意味で、私秘的（プライベート）なものであり、私たちは、それぞれの心の中のクオリアを感じつつ、お互いの心から絶対的な意味で断絶している。

私たちは、そのような絶対的な断絶を超えるべく、言葉を通してかろうじてお互いの心を行き交わせているのである。

†世界を構成する「個物」

「ただいま」という言葉に限らず、ある言葉がある言葉であるということ、そして、このような言葉の同一性を支える私たちの心の中のクオリアのユニークさは、考えれば考えるほど不思議なことである。

「いただきます」、「こんにちは」、「はじまして」、「青」、「明日」、「昨日」といった言葉は、それぞれが、それでしかなく、それ以外ではありえないような独特の存在感を持っている。

これらの言葉の持つ、「それ以外の何ものでもありえない」という存在感は、私たちが、世界のすべてのもの（森羅万象）を言葉を用いて表す時の基礎になっている。

もちろん、世界が言葉だけでできているというわけではない。少なくとも、心の中で〈あるもの〉が〈あるもの〉として成立しているものの範囲を、普通の意味での「言葉」以外のものに広げない限り、私たちが世界と自分自身を認識し、感じ取っている時に起こっていることのすべてを視野に入れることはできない。

世界を構成している、もっとも基本的な単位を、哲学者は、「個物《こぶつ》」と呼んできた。ある個物が、まさにその個物であること（同一性）こそは、この世界について考える時の基礎となることの一つである。

個物について根源的な立場から考える時には、その一つ一つがどのように生み出されてきたのかという生成のプロセスを考えることがもっとも重要である。個物の存在を前提に、その間の相互作用を通してシステムのあり方を考えるのが通常の意味での「科学主義」であるとすれば、第1章で議論したように、そのような個物の起源を問うということが、心や意識といった問題を考えるうえではもっとも本質的になる。

私たちの心の中の「個物」は、いわゆる言葉に限らず、言語化以前のさまざまなものも含んでいる。そして、私たちが感じるさまざまな同一性を支えているのが、クオリアである。私たちの主観的体験において、個物とは、すなわちクオリアのことに他ならないのである。クオリアについて考える際には、その一つ一つがどのように生成されてくるのかということが重要な問題になる。また、そのようなクオリアを感じる〈私〉がどのように生成されてくるのかということも重要な問題になる（これらの問題は、第7章、第8章で詳しく議論することにする）。

†言葉とクオリア

一つ一つのクオリアのユニークさは、言葉によってとりあえずは表されるが、言葉によってクオリアの支える同一性のすべてが網羅されるわけではない。

たとえば、「ギラギラ」、「キラキラ」、「ピカピカ」という三つの言葉について考えてみよう。

これらは、どれも、まばゆくかがやく光の様子を形容した言葉である。日本語を母国語とする人ならば、これら三つの言葉の持つ微妙なニュアンスを何となくであれ感じ分け、使い分けることができるだろう。

真夏のビーチを歩いている時、頭の上の太陽がまぶしい様子は、「ギラギラ」である。一方、空に星が輝いている様子は「キラキラ」である。また、洗った後ワックスをかけ、照り輝いている車の表面の様子は「ピカピカ」である。これらの言葉が表す感覚がどのように違うのか、普段私たちはそれほど気にも留めないで使っている。一方で、その気になれば、ある程度はっきりと「このような感覚はギラギラ」、「このような感覚はキラキラ」と区別することができるのも事実である。

しかし、私たちが、「何かが輝いている」ことに関して感じ分けている質感が、これらの言葉だけで尽きるのではないことも事実である。

たとえば、木の葉に太陽が当たって葉が照り輝いている様子。月が夜空に輝いている様子。ビニル袋の表面が輝いている様子。シャボン玉の表面が虹色に輝いている様子……これらの質感を、私たちはたしかに感じ分けているが、それらのすべてをぴったりと表す言葉を持っているわけでもない。私たちは、これらの感覚を、クオリアとしては感じ分けているが、言葉としては必ずしも表し分けることができるわけではないのである。

私たちは、世界の中にあふれるさまざまなニュアンスの異なるクオリアをたしかに感じ分けているが、その無限といってよいニュアンスの違いのごく一部しか、言葉で表すことに成功していないのである。私たちが感じるクオリアを表現するという命題から見れば、私たちの言葉は、永遠に進化の途上にあるのだ。

もちろん、「言葉」というカテゴリーがクオリアから独立して存在しているわけではない。言葉も、またその存在や作用が私たちの心の中で意識される限り一つのクオリアである。あるクオリアが言葉で「表される」ということは、一つのクオリアともう一つのクオリアの間に「指し示す」、「指し示される」という関係性が成立することを意味する。たとえば、「赤」という言葉が赤のクオリアを表すということは、「赤（あ・か）」という言葉を表現する音ないしは視覚のクオリアが、赤い色の質感のクオリアを指し示している、という関係が成立していることになる。

私たちが感じることのできるクオリアのうち、いわゆる「言葉」として指し示し、指し示されるという関係が成立しているものは、ごく一部なのである。

†感情による世界の言分け

「ギラギラ」、「キラキラ」、「ピカピカ」と何かが輝く様子（視覚）、ヴァイオリンの音色、何かがパンとはじける音、ノコギリがギコギコという音（聴覚）、「冷たい」、「熱い」、「すべすべ」、「ざらざら」といった感覚（触覚）、砂糖の甘さ、カレーの辛さ、醬油の塩辛さ（味覚）、オレンジの香り、リンゴの香り、キャラメルの香り（嗅覚）といったいわゆる「五感」に対応するクオリアは、ある程度外界からの物理的刺激の特性に対応づけることができる。たとえば、「ギラギラ」であれば、「周囲の明るさに比べて強い明るさを持った領域」というという物理的刺激に対応するし、ヴァイオリンの音色であれば、「ある周波数の分布の特性を持つ音」の刺激に一応対応させることができる。

しかし、主観的に感じ取ることのできる〈あるもの〉が〈あるもの〉であること（同一性）の範囲は、さらに、「グッとくる」、「悲しい」、「うれしい」、「不安である」といった、物理的な刺激に簡単に対応させることのできない、いわゆる感情の領域にまで広がりを持つ。

たとえば、電車に乗っていて、自分が降りる駅が来ても話に夢中になっていて気づかず、ドアが閉まる直前になって「あっ、ここはオレたちの降りる駅だ！」と気がついて、あわてて降りるというようなことがある。このような時、私たちは、「暖かい水の中にいて、突然冷たい水に接して、ひゃっとして慌てて行動したら、うまく危機を脱してほっとして、再び暖かい水の中に戻った」とでも形容すべき一連の感覚を感じる。具体的にこれらの言葉で表現するかどうかは別として、私たちは、このような場合に、たしかに、それとしか言いようのない、あるユニークなクオリアを感じている。

では、そのクオリアのユニークさが、「ジェットコースターに乗って、ハラハラドキドキして、やっと終点についてほっとした時」のクオリアと同じかといえば、少なくとも私の場合は明らかに違う、少し似ているところがあるけれども違うと答えられるように思う。

あるいは、「冬の朝、氷に手を触れて、とても冷たくなり、氷から手を離した時に、冷たい感じが次第に消えて暖かくなっていった時の感じ」と同じかといえば、やはり違うように思う。

一方で、「自分の部屋でうとうとと眠っていて、大切な約束の時間に遅れそうになって慌てて着替えて駆けつけた」という体験に伴うクオリアは、「乗り過ごしそうになって、慌てて降りて間に合った時」のクオリアと全く同じであるとは言えないにせよ、かなり近いものであるように感じる。私たちは、これらの微妙に異なる感情のニュアンスを、たしかに感じ分けている。

このように、物理的な刺激の特性に対応づけることがむずかしい主観的な感情の領域でも、私たちは、〈あるもの〉が〈あるもの〉であることのユニークさを明らかに把握しているのである。

すでに述べたように、たとえば、「Aさんがこの時間は家にいることを知っている」という状態と、「Aさんがこの時間は家にいることを信じている」という状態は、意識の中で明らかに区別することができるが、これも、クオリアの違いである。クオリアのうち、「明るさ」や「音の大きさ」のように、まがりなりにも数量化できるものはごく一部である。その意味で、クオリアは数よりも普遍的な概念である。言葉の意味もまた、それが意識でとらえられる限り、クオリアである。

クオリアが脳の神経活動からいかにして生まれるかを説明することは、脳科学の最大の難問であるとみなされている。キラキラやギラギラといったクオリアは、一応それらの元になる物理的な刺激の特徴（ある表面から反射する光の物理的属性）と対応関係をつけることはできるだろう。しかし、最終的にこれらのクオリアを生み出しているものは脳の中の一〇〇〇億の神経細胞の間の関係性である。その関係性と、クオリアの間の対応関係を理解することは、とてつもなくむずかしい問題である。

キラキラ、ギラギラといったクオリアが、脳内現象として、いかに自律的に生まれてくるのか、そのメカニズムを明らかにすることこそがむずかしいのである。

†「やさしい問題」と「むずかしい問題」

それにしても、〈あるもの〉が〈あるもの〉であることは、日常生活の中でそれを認知し、さらりと通り過ぎてしまえば何でもないように思えることなのに、いったん立ち止まって、そのユニークな存在は一体何なのか見きわめようとすると、つかみ所のない不安に陥るのはなぜなのだろうか。

「ただいま」とひとこと言って、そのままさっさと家に上がっておやつをもらったり、雑談をしたりすればそれで済む。一方、「ただいま」とは一体何なのだろう、この「ただいま」と言う時の感じは一体どこからくるのだろうと立ち止まって悩み始めた瞬間、そこに私たちをとてつもなく不安にさせる何かが立ち現れる。「ただいま」、「ただいま」、……と一〇〇回繰り返しているうちに、なぜ「ただいま」が「ただいま」なのかということが、この世界のどんな難問よりもむずかしい、とてつもない難問であるとわかってくる。

「ただいま」という言葉を、日常生活の中で、人との関係をなめらかに進めるための道具だと考えれば、それがどのような意味なのかということは「やさしい」問題になる。一方、立ち止まって、「ただいま」、「ただいま」と何回も繰り返してみて、その「意味」は一体どこから来て、どのように成り立っているのかと考え始めた瞬間、それはとてつもなく「むずかしい」問題になる。「ただいま」という単純な言葉の中に、「やさしい」問題と「むずかしい」問題が共存しているのである。

同じことは、「ピカピカ」という言葉によって表されている「かがやきのクオリア」についてもいえる。「あの車、みがいたからピカピカだね」と言ってそれで会話を続ければ何でもないような言葉である。しかし、「ピカピカとは一体何だろう?」と疑問に思い始めた瞬間、そこにとてつもない不安の種が広がり始める。一体、あの「ピカピカ」した感じとは何なのだろうか?　私の心の中では、たしかに、あの「ピカピカ」した感じは、それ以外の何ものでもありえない、はっきりとしたユニークな感覚として立ち上がっているが、はたして、この感覚は、どのようにして生まれて来たのだろう？　そのように探究を進めて行けば、どこまで行ってもきりがないような底なしの世界が広がる。

「ピカピカ」という言葉を使って会話をすることは「やさしい」ことであるが、「ピカピカ」という言葉が指し示している、あのクオリアは一体どのようにしてあのクオリアたりえているのか、「ピカピカ」した感じは、一体どのようにして、私の心の中であの独特のユニークな存在を得ているのかと考え始めた瞬間、そこにとてつもなくむずかしい問題が立ち上がってくる。

〈あるもの〉が〈あるもの〉であることをめぐっては、「やさしい問題」と「むずかしい問題」が、私たちの日常生活の現場や思考の現場において分かちがたく交錯しているのである。この点については、後に第4章で詳しく議論する。

†〈あるもの〉が〈あるもの〉であることの不安と、〈私〉が〈私〉であることの不安

以上で議論したような、自らが体験している世界を構成しているユニークな感覚＝クオリアの起源を突き詰めていった時に生まれる不安は、究極のところ、〈私〉とは一体何なのかという不安につながっている。「ただいま」という言葉を発するのも、「た・だ・い・

ま」という音素のクオリアを感じるのも〈私〉だからである。

第1章でも議論したように、近年の脳科学の発達により、脳の中であるクオリアが生み出されるメカニズムと、そのクオリアを〈私〉が感じるメカニズムは切り離せないものであるということがわかってきている。脳の視覚野は後頭部を中心に広がっているが、この領域の神経細胞が、たとえば「ピカピカ」のクオリアを生み出すように活動しても、「それを私が感じる」という自我の構造を支える前頭葉を中心とする神経活動との連携がなければ、私が「ピカピカ」のクオリアを感じることもないということがわかってきている。

もともと、クオリアは、虚空にいきなり無から生まれるのではなく、それを感じる〈私〉の構造とともに生まれるものである。あるユニークなクオリアが存在するということと、それを感じる〈私〉がいるということは切り離せない。このようなクオリアと主観性のマッチングのメカニズムが、具体的な実験事実によって徐々に明らかにされているのである。

私たちの心の中で〈あるもの〉が〈あるもの〉としてあることとの不思議さは、心の中で一つ一つのユニークな感覚＝クオリアを感じる〈私〉というものの不思議さにつながっている。〈あるもの〉が〈あるもの〉であることにまつわる不安は、〈私〉が〈私〉であることの不安へとつながっている。私の心の中で、このようにピカピカ光るもののユニークさはどこから来ているのかという問題は、そのようなものを感じるこの〈私〉という存在はどこから来たのかという問題に通底しているのである。

〈あるもの〉が〈あるもの〉であること（同一性）の起源と、〈私〉が〈私〉であること（自我）の起源。この二つの問題は、一見現れ方の全く異なる問題であるが、しかし深いところでつながっている問題でもある。そして、これらの問題は、われわれがいかにお互いのユニークな体験を他者との間で共有できるのかという、コミュニケーションの問題にも関連していくのである。

第3章　「同じこと」と「違うこと」

†「同じ」と「違う」の区別

私たちが、〈あるもの〉が〈あるもの〉であることを認識できるということと、私たちの意識の中に立ち現れる二つの〈あるもの〉が「同じ」なのかそれとも「違う」のかを区別できることには深い関係がある。

赤と緑のクオリアは明らかに違う。視野の中に並んでいる二つの色のクオリアが同じと判断されるか、違うと判断されるかを決める光の波長の差のしきい値は、ある程度厳密に測定することができる。そのしきい値より小さな波長の差しかない光どうしは「同じ」と認識されるし、しきい値よりも大きな波長の差を持つ光どうしは「違う」と認識される。

真夏のビーチの太陽の「ギラギラ」と、空の星の「キラキラ」と、ワックスをかけた車の「ピカピカ」は、それぞれ、私たちの心の中でユニークな質感として感じられている。それぞれがユニークであるということは、私たちはそれらを区別できるということでもある。

色のクオリアに比べれば、ギラギラ、キラキラ、ピカピカといったクオリアはやや曖昧で、それを波長のような物理的特性に単純に対応させることはできない。それでも、これらのクオリアは、私たちの心の中でそれぞれユニークな質感として感じられている。

さらにとらえどころがなく曖昧な感情のクオリアも、私たちの主観的体験の中では、それぞれがユニークな質感として立ち上がっている。たとえば、「秋の日の夕方のさびしい感じ」と、「甘いモノが食べたくて口がさびしい感じ」は似ているところもあるが、違うところもある。少なくとも、私たちはこれらの感情の質感を心の中で明確に区別してとらえている。区別しているということは、二つの感情のクオリアを並べた時に、それらが「同じ」であるか「違う」かを判断できるということである。

私たちは、これらのユニークな質感を通して自分たちの体験を整理し、ふりかえり、さまざまな推論をしている。クオリアは、私たちが自分自身や周囲の環境についての知識を得るための形式なのである。その際、自らの体験の中の二つのクオリアが「同じ」か「違う」かを判断する能力が、一つの鍵となる。比較の対象になるのは、異なる時間において感じたクオリアでもよい。

クオリアは、私たちの意識の中での体験に密接に関連した概念である。しかし、普通は意識の問題とは切り離して考えることができると思われている「機能」の側面から考えても、ある体験に伴うクオリアが、別の体験に伴うクオリアと「同じ」か「違う」かを判断することには大きな意味がある。Aというクオリアを感じている時によいことがあったならば、同じクオリアを感じている時には再びよいことが起こることを期待してもいいかもしれない。一方、Bというクオリアを感じている時に悪いことがあったならば、同じクオリアを再び感じた際には警戒する必要がある。

一般に、環境から入ってくる刺激とさまざまな報酬との連合を判断する際には、体験しているクオリアのユニークさを判断できること、二つのクオリアの「同じ」、「違う」を判断できることには、重要な意味がある。

それでは、私たちは、日常の認知プロセスで、いかにして「同じ」と「違う」の判断をしているのであろうか？　「同じ」と「違う」の判断は、「キラキラ」、「ギラギラ」、「すっきり」、「さっぱり」といったクオリアをいかに感じるかという問題に比べれば、記号による表記、論理による推論などを通して一見扱いやすい。しかし、以下で見るように、一見論理的に扱うことができそうな「同じ」か「違う」かの判断の背後には、すでに「キラキラ」や「ギラギラ」といったクオリアを成り立たせるのと同じようなむずかしさをはらんだプロセスが隠れているのである。

†数学における「同じ」と「違う」

「同じ」と「違う」の判断は、私たちの心の中での〈あるもの〉が〈あるもの〉であること（同一性）が成立するメカニズムと密接に関係した認知プロセスである。

私たちが、同一性に関する判断をどのようにしているのかということを突き詰めていくと、私たちの認知のプロセスの秘密が、そして、私たちが一体どのような存在なのかということが見えてくる。

数学や論理学では、「同じ」と「違う」の間には、はっきりとした（と普通に考えれば思われるような）区別がある。

1と2は「違う」が、1と「5−4」は「同じ」である。記号で書けば、1≠2であり、1＝5−4である。このように等号と不等号で表される数学における「同じ」と「違う」は、たしかに、厳密に、矛盾がないように定義されているように見える。

数学における「同じと違う」は、日常の感覚ではオヤ？　と思うようなケースでも、「厳密に」定義することができる。

たとえば、0.999999（小数点以下、9が六個続く数）と1は「違う」が、0.99999……（無限に9が続く）と1は、「同じ」数である。すなわち、

0.999999≠1

であり、

0.99999……（無限に9が続く）＝1

である。0の次に無限に9が続く数が1と「厳密に同じ」であるというのは日常的な感覚からすれば意外な感じがするかもしれないが、次の「説明」のように、これらの二つの数は厳密に同じだということを示すことができる。この場合の「同じ」と「違う」の区別は、数学がよって立つ論理に基づいて厳密に定まっている。

【説明】

0.99999……＝Xとすると、

10X＝9.99999……

10X－X＝9X＝9

したがって、X＝1

であることが証明された。

この際、右辺の9が無限に続くことが重要である。もし、有限の桁で終わってしまうと、10XからXを引いた時に、小数点以下のどこかで9が余って残ってしまうのである。

†なぜ千円札が千円札とわかるか？

このように、数学や、それを支える論理学においては、「同じ」と「違う」の区別が「論理的に」決まっている。

ところが、私たちの日常生活における認知の現場では、「同じ」と「違う」の差異は、数学的な意味では「厳密に」区別されてはいない。だからといって、すでに注意したように、私たちの日常生活における「同じ」と「違う」の区別が、数学の厳密な区別に比べて「劣っている」ということではない。むしろ、私たちの日常の認知の現場における「同じ」と「違う」の区別には、数学と異なる固有の論理があるというだけの話である。そして、その論理を解き明かすことは、やさしいように見えて案外むずかしいのである。

たとえば、千円札を使って買い物をする場合を考えてみよう。千円札は、私たちの認知のプロセスの中での一つの「カテゴリー」である。千円札は千円札だと単純に考えがちだが、私たちが日常生活の中で千円札を千円札として認識するプロセスには、そもそも私たちが外界のモノをどのようなカテゴリーに分けて認知するかという問題に伴うむずかしいことがたくさんまとわりついている。

「千円札」というカテゴリーに属する「モノ」の物理的性質には、ばらつきがある。新札ならば、ピンとしているし、使われた札ならば、しわくちゃになっている。たとえ新札であっても、番号は一つ一つ違う。もし、属性が完全に同じでなければ同じ千円札とみなしてはいけないというならば、そもそも紙の繊維の構造や、インクののり方などは一枚一枚違うから、全く同じ千円札などどこの世に存在しない。

このような細かな違いを無視して、私たちは、「千円札は、どの千円札も、同じ千円札」だとみなして生活している。お金を払う時にも、おつりをもらう時にも、そのように「同じ」とみなした千円札を何枚手渡し、何枚受け取っているかということにだけ関心があるのであって、千円札一枚一枚の細かい物理的特徴をいちいち検証して、その「同一性」をチェックしているわけではない。

もし、数学のような厳密な意味で、千円札の「同じ」と「違う」を区別しようとすれば、すべては「違う」千円札になる。千円札の微細な物理的性質が同じであるか違うかということに深い関心を持っているのは、造幣局の人か、偽札づくりくらいのものであろう。私たちは、「千円札」は、「千円札」としての機能を社会生活の中で果たしさえすれば、同じ「千円札」であるとみなしていいと考える。それで、生活していくうえで、困ることはない。

この「千円札としての機能を果たしさえすれば」千円札と認知するという、一見やさしいことのように見える命題の中に、実にむずかしい問題が隠されているのである。

†日常生活における「同じ」と「違う」の決まり方

私たちは、数学における「同じ」と「違う」の区別については、よく知っている（と思っている）が、生きる現場における「同じ」と「違う」の区別については、その本質をよく知らない。少なくとも、まだキチンと理論化ができてはいない。その一つの理由として、私たちは「同じ」と「違う」の区別の問題を、数学的な、あるいは論理的な意味でとらえるという習慣がすっかり身についてしまっていて、日常的な現場で私たちが「同じ」と「違う」の区別をしている実際のやり方を、よく観察していないし、自覚的にもとらえていないということがある。

もちろん、私たちは、理論の問題ではなく実践の問題としては、日常生活の中でそれほどの苦労もなく千円札の同一性を判断し、行使している。千円札の同一性の認知に表れているような「同じ」と「違う」という区別の私たちの認知プロセスにおける実際を明らかにするためには、数学や論理学の理論展開をひとまずは忘れて、私たちが日常生活の現場でどのようにして「同じ」や「違う」といった判断をしているのか観察してみる必要がある。

〈あるもの〉が「同じ」であるか、「違う」かということは、そのものの性質によって定まっているという立場もありうる。たとえば、A＝Bであるということは、AとBが「同じ」性質を持っているということであり、A≠Bであるということは、AとBが「違う」性質を持っていることであると考える。たとえば、柿1と柿2はどちらも甘いのに対して、柿3は渋いとすると、柿1（甘い）＝柿2（甘い）、柿1（甘い）≠柿3（渋い）という形で、性質に基づいて「同じ」、「違う」ということを決めることができる。このような、属性に基づく「同じ」と「違う」の判断は、数学や論理学における判断と似たようなもののように思われる。

しかし、実際には、私たちの生きる現場における「同じ」と「違う」の判断は、それぞれのモノ（個物）の属性だけでなく、個物を取り巻くプロセスにかなり依存している側面が大きいのである。

†人物の同一性の判断

たとえば、一年前にちょっとだけ会ったことがある人と再会したという場合を考えてみよう。その人が特に印象深い人ではなかった時など、今、自分の目の前にいる人の顔が、一年前に会った人と同じであるということを確信するにはむずかしいことがある。そのような時、「ああ、この人は、私があの時あの場所で会ったのと『同じ』人だ」という判断は、「一年前に会った人」(A)と、今、自分の前に立っている人(B)が、同じ属性を持っている(A=B)ということだけに基づいて行われているのではない。むしろ、さまざまな「状況証拠」から、間接的に同一性を推測する場合が多い。そして、この「状況証拠」は、相手との言葉を中心とするやりとりによって徐々に積み上げられていくものである。

あなたが、「あの時はどうも」と言うと、向こうも、「いやあ、どうも飲み過ぎまして」などと言う。その発言が、「たしかに、あの時ずいぶん深酒をした」というあなたの記憶と合っている。そういえば、あの時、Aさんは、Cさんという同僚と一緒に来ていたなあと思い出して、「Cさんはあの後どうされました?」と聞くと、「シンガポールに転勤されましたよ」と答える。たしかに、Cさんが近々外国に転勤になるかもしれないと言っていたっけ、と思い出す。あなたは、次第に、目の前にいるBさんが、一年前に会ったAさんであるということを確信し始める。

日常生活の現場では、このようなプロセスを通して、私たちは、相手が前に会った人と「同じ」相手であることを推測する。そして、一度、目の前にいる人が一年前に会ったAさんと同じ「Aさん」だと判断すれば、その同一性の判断を前提として行動する。目の前にいるBさん＝一年前に会ったAさんということを前提に会話を進める。

このような例からわかるように、私たちが、過去に認識したヒト、モノ、場所と現在認識しているヒト、モノ、場所が「同じ」ものであると判断するプロセスは、単なる属性の再認にとどまらない、仮説検証とでもいうべき能動的なプロセスを含んでいる。その際には、今目の前にしているヒト、モノ、場所をめぐるさまざまなコンテクスト（文脈）についての知識が総動員されている。その場合、属性が似ているということはもちろん重要な情報になるが、それだけでは、「同じ」か「違う」か判断できないことも実際に多いのである。

†プロセスと文脈によって決まる同一性

私たちの日常における「同一性」の認知について、もう一つの例を挙げよう。自分の部屋の机の中に、「たしかにしまってあった」ホチキスを探すことを考える。何しろ、一年くらいその引出しをのぞいていないので、かすかな記憶しかない。ペンや書類をかき分け、奥の方からやっと「ホチキス」が見つかる。この時、そのホチキスが、「一年前にそこに入れた」ホチキスと同じホチキスであるかという判断はどのようにしてなされるのだろうか？

今、手にしたホチキスが、「プラスティックでできた青い丸みを帯びた形」という性質を持っていたとして、それが、一年前にそこに入れたホチキスの性質の記憶と一致している場合、それは、一年前に入れたホチキスと今手にしているホチキスが「同じ」ものであることの重要な状況証拠になる。つまり、属性の一致は、たしかに重要な手がかりになりうるのである。

しかし、ホチキスの同一性を認知する際にそれ以上に重要なのは、「この引出しを開けるのは私だけだ。他の人が、ホチキスを取り出して、他のホチキスを代わりに入れておくということはない」といった、引出しをめぐるプロセスについての知識である。もし、その机を使っている人が一〇人くらいいて、引出しの中身がしょっちゅう入れ替わっていることを知っているのならば、たとえ一年ぶりにのぞき込んだ引き出しの奥から出てきたホチキスが記憶の中のホチキスと「属性の一致」を見たとしても、それを同じホチキスだとは判断しないかもしれない。

このホチキスの例でもわかるように、日常の現場における私たちの「同じ」と「違う」の判断は、属性に加えて、さまざまな文脈、プロセスに関する知識に基づいている。むしろ、私たちの認知のプロセスにおける「同じ」、「違う」の判断の本質を明らかにするためには、属性の一致、不一致以外の判断材料が何なのかを明らかにする方が重要な問題である。

同一性の認識が、必ずしも大きさ、形、色といった属性によって行われていないもう一つの典型的なケースは、はじめて行った外国で現金自動支払機（ATM）からお札を引き出した時に自分が手にしたお札が、たとえば「たしかにシンガポールドルのお札である」と認識するプロセスだろう。

この時のお札の同一性の認識は、物理的属性の一致によるのではない。空港のATMにクレジットカードを入れた時に出てくるのはおそらく真正の紙幣であろう、という社会的コンテクストに関する知識に基づいて同一性の認識が行われている。しかも、この時、同じ額面で異なるデザインのお札があっても、私たちはそのうちのどちらかがホンモノでどちらかがニセモノであると考えるのではなく、「どちらもホンモノで、発行する年によってデザインが変わったのだろう」などと判断する。

このような例を考えれば、私たちが生活するうえでの「同一性」の判断は、物理的属性の一致を見るというのでは記述しきれない方法で行われるということは明らかであろう。

†ルールでは書ききれない同一性の認知

再び、一年前に会った人と、今出会った人が「同じ」であると判断するか、「違う」と判断するかという問題について考えてみよう。

「一年前に会った人」（A）と、「今、自分の前に立っている人」（B）が「同じ」であるという判断、あるいは「違う」という判断は、顔の形や、声の質、背格好、年齢といった属性の照合だけに基づくのではなく、その人との能動的な相互作用に基づくさまざまな文脈の判断に依存する。たとえば、一年前に交換した電子メイルアドレスに久しぶりにメイルを送ったことが、今回の再会のきっかけになったとする。その場合、そのメイルアドレスに送った約束の時間と場所に、その人が現れたという事実が、今自分の前に立っている人（B）＝「一年前に会った人」（A）という同一性の判断の重要な手がかりになる。

さらに議論を進めれば、このような判断の前提になるのは、たとえば、「ある人がある時点で使っていたメイルアドレスを、他の人が交代して使うことはまずない」という社会的慣行に関する事前知識である。もっとも、そのメイルアドレスが会社の共用アドレスであったりする場合は、メイルを読んで約束の時間と場所に来た人が本当にその人なのか、確信度が低くなるかもしれない。そのような微妙なファクターも含めて、メイルアドレスというものに対する社会的知識が、「今、自分の前に立っている人」（B）＝「一年前に会った人」（A）という同一性の判断の根拠になるかもしれない。

このように考えていくと、私たちの認知プロセスにおける「同じ」と「違う」という判断に関連する知識は、事前に「ここまで」と範囲を区切ることができないくらい膨大なものになる。もちろん、私たちが目の前のモノやヒトの同一性を認識している時、これらの知識のすべてを必ずしも明示的な形で意識しているわけではない。表には現れない、潜在的な関連知識が重要なのである。

やっかいなのは、同一性を判定するルールを、あらかじめ明示的に書き下すことができないということである。同じことをコンピュータにやらせようとしても、潜在的に関係することがらがどんどん増えていってしまうので、「計算が終わらなく」なってしまう。したがって、どこか適当なところで計算をうち切る必要が出てくる。

人間の認知メカニズムをコンピュータ上のアルゴリズム（計算手続き）で再現しようとする古典的な人工知能（AI）のアプローチが破綻したのは、まさにこの理由による。「明示的なルールで書こうとすると書ききれない」私たちの認知プロセスのやっかいな側面が、顔をのぞかせるのである。

†同一性と記憶の問題

〈あるもの〉が〈あるもの〉であることの認知、同一性の判断の問題は、私たちの脳の中での記憶の収納のされ方の問題ともかかわってくる。

一年前に会ったことがある人（Aさん）と再会するが、目の前の人が本当にその人かどうかはっきりしないというケースについて、もう一度考えてみよう。もし、目の前の人が以前会った人と同じ人（Aさん）だと認識できた場合には、私たちは、その人と交わす会話を、Aさんにまつわる記憶として収納していく。

「あの時はどうも」「いやあ、どうも飲み過ぎまして」「Cさんはあの後どうされました？」「シンガポールに転勤されましたよ」というようなやりとり、その時のAさんの身振りや顔の表情から伝わってくる人となりなどを、「これはAさんに関する情報である」という形で記憶していく。その過程で、Aさんという人物のイメージが、アップデートされ、変容していく。同じ人物に何回も会っているうちに、その人物に関する記憶が重層的に積み重なっていってその人のイメージが固まっていくのは、このようなプロセスによる。

一方、目の前にいる人が、本当に一年前に会ったAさんかどうか定かではないという場合、私たちの脳は、むずかしい課題に直面する。今リアルタイムで行われているやりとりは、実際のAさんとやりとりされている可能性が高いから、一応はそのあたりに記憶を収納させようとはするが、一方で確信が持てないので、宙ぶらりんな状態でもある。

もし、そのまま、一年前に会ったAさんなのかどうかわからずに別れてしまったら、その時のやりとりの記憶は、Aさんとひょっとしたら関係があるかもしれないが、ひょっとしたら関係がないかもしれないというような、中途半端な状態のまま残されることになろう。一方、やはりAさんだ、という確信が生じる場合には、やりとりのいきさつはAさんに関する記憶として、Aさんのイメージの形成に寄与することになるだろう。

このように、〈あるもの〉が〈あるもの〉であること、「ある人がある人であること」という同一性の認識は、私たちが、自らの世界とのやりとりを構造化して記憶していくプロセスと深くかかわっている。

さらにやっかいなケースもあるはずである。すなわち、最初は会っている人がAさんだと思い、そのように確信していたが、ひょんなことから、実はそれが自分の思い違いであって、会っている人はAさんではなく全く別人のFさんであったということがわかった、というような場合である。このような時には、私たちの脳は、一度Aさんにまつわる情報として収納し始めていたやりとりの記憶を、改めてFさんという別の人物に関する記憶として収納し直さなければならない。そのように収納し直しても、いったんAさんに関するものとして収納した記憶が、無意識のうちにAさんへのイメージに影響を与えてしまうかもしれない。

私たちの脳は、このような複雑な状況のすべてに対応しつつ、同一性の認識と記憶の間の調整をしていかなければならない。そこには、数学の体系を厳密に展開するのとは異なる質のむずかしさが内在している。

†やわらかな認知プロセス

以上見たように、私たちの認知のプロセスにおける「同じ」と「違う」の判断は、数学や、その基礎ともなる論理学における「同じ」と「違う」の判断とはずいぶん異なる。私たちは、これらの「厳密な」同一性の判断とは異なる、複雑な判断のプロセスを通して、同じか違うかを判断している。

「同じ」であるか、「違う」かという論理学の枠組みにおける二値的な判断は、私たちの心の中で行われている認知プロセスの、ある限定された側面を単純化して取り出しただけである、と言うことができる。私たちの脳の中の神経活動、私たちの意識の中で把握される認知プロセスは、必ずしも論理学の規則に従って動いているわけではない。私たちが

「同じ」、「違う」を判断する際に参照している潜在的な文脈は複雑であり、いわゆる「論理学」的な発想ではとらえきれないやわらかなプロセスが、私たちの認知を特徴づけている。

そのような、やわらかな認知プロセスの中核に、クオリアがある。

第1章で述べたように、意識的に把握できる心の状態の差は、すべてクオリアの差である。したがって、心の中に浮かぶAという表象と、Bという表象を比較した場合に、「AとBが同じだと思っている」心の状態と、「AとBが違うと思っている」心の状態は、クオリアの差である。

はじめて行く外国で、見るお札が、「真札」か、それともあやしいのかということを意識的に判断する場合の差も、クオリアの差である。このような判断をする場合に私たちの脳が参照する潜在的な文脈は、広大である。そのお札は、どのようにして手に入ったのか？ 空港のATMから出てきたのか？ それとも、両替屋でもらったのか？ 店のおつりでもらったのか？ 紙幣の材質はどうか？ その国の、経済発展レベルはどれくらいか？ その国に着いてから、どのような印象を受けたか？ 過去に、偽札をつかまされた経験があるか？ 誰かから、偽札をつかまされた体験談を聞かせられたことがあるか？ あなたは、楽天的な性格か、それとも疑い深い性格か——

このような、複雑な文脈が意識的、ないしは無意識的に参照された結果を、私たちは、自分が手にしたお札を真札と見るか、それともあやしいと思うかという主観的な判断へと反映させている。そのような主観的状態は、あえて強制すれば、「0」か「1」かの論理値へ落とし込むことができるが、実際には「信じてよい、安心している」から、「何となく不安」、「絶対にあやしい」といった、それぞれユニークなクオリアとして意識の中で感覚されている。

†同一性を把握する形式としてのクオリア

クオリアは、一般的にさまざまな関係性、文脈が反映された認識の結果をユニークな質感として把握する、脳／意識の働きであると言うことができる。第1章で議論したように、「透明感」のクオリアは、ある空間的な広がりの中の色の関係性を「透明感」というコンパクトな質感に反映させた結果である。〈あるもの〉と〈あるもの〉が「同じ」か「違う」かという判断も、本章で論じたように、さまざまな関係性、文脈を最終的にコンパクトな質感＝クオリアに落とし込むことによって成立している。

私たちが、「同じ」、「違う」を近似的に判断する認知プロセスは、意識の中に立ち上がっているクオリアのユニークさを把握するプロセスに支えられている。さまざまな問題が、私たちの心の中で〈あるもの〉が〈あるもの〉であること＝クオリアとして把握されるメカニズムへと集約されていく。クオリアは、脳の中で神経細胞が形成する関係性の中から生まれてくる。この、関係性からクオリアが生み出される過程と、「同じ」か「違う」かという判断がなされる過程は、おそらく同じである。

クオリア一般に比べて、同一性は論理で扱うことができるから簡単だ、というのは単なる表面的な思いこみにすぎない。私たちの認識の現場で起こっていることの核心を理解しようとする時、表面的には「やさしい」問題として扱われているさまざまな問題の中に潜む「むずかしさ」に目が開かれていく。

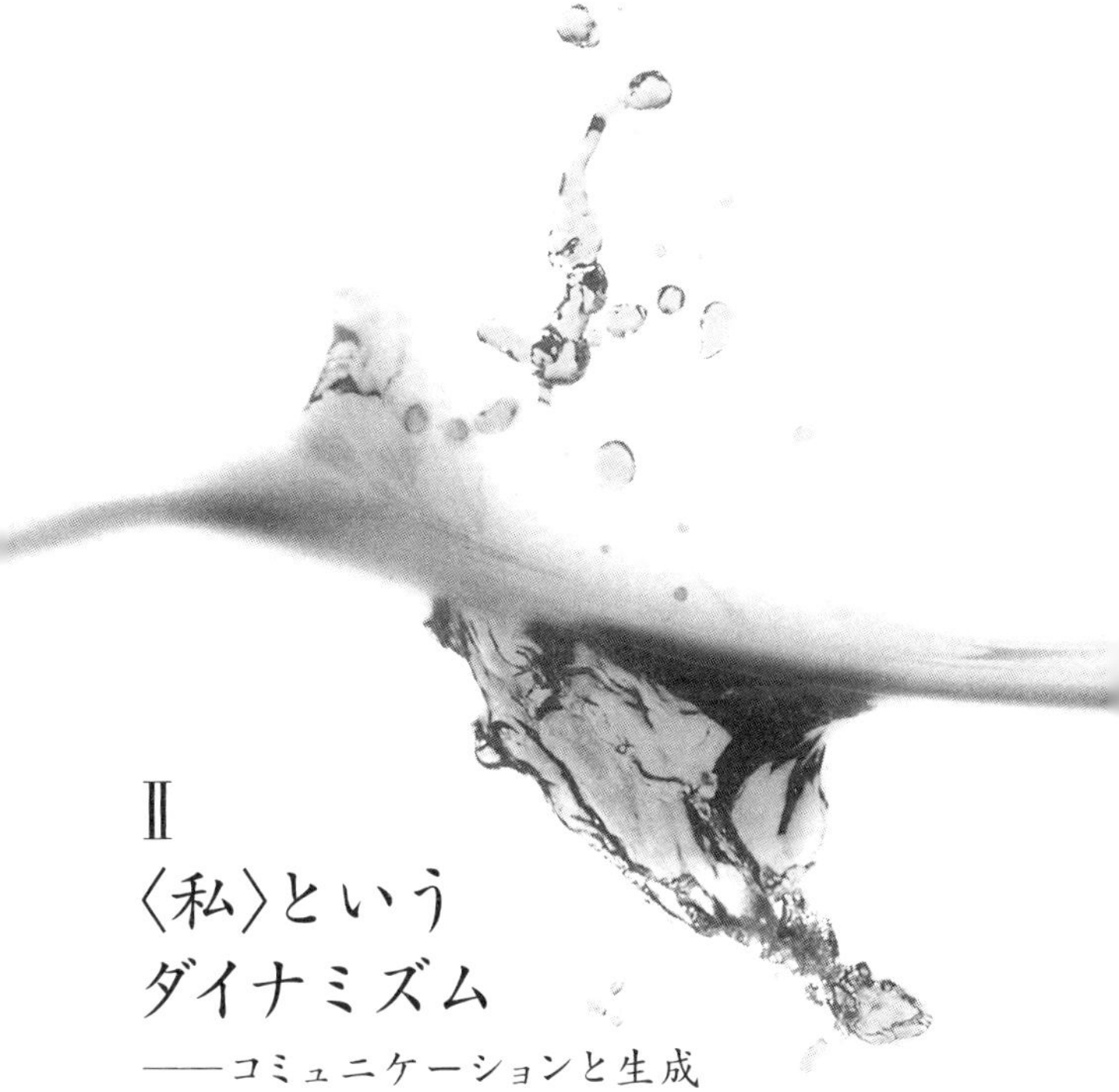

Ⅱ
〈私〉という
ダイナミズム

——コミュニケーションと生成

第4章　やさしい問題とむずかしい問題

†言葉が指し示しているもの

「キラキラ」、「ギラギラ」、「ピカピカ」といった言葉で表されるもの以外の、さまざまな輝きのニュアンスを私たちは感じることができる。私たちの心の中でユニークに区別されるクオリアの中で、言葉で表されているものはごく一部だけである。それにもかかわらず、私たちは、〈あるもの〉が〈あるもの〉であることを、できる限り言葉を使って表そうとする。言葉は、それぞれの心の中で立ち上がっているさまざまにユニークなクオリアを、自分に対して指し示し、相手との間で共有する時に不可欠な手段だからである。

「同じ」、「違う」といった同一性の判断を、前章で検討したような問題をとりあえず捨象して扱おうとする論理学の体系も、〈あるもの〉が〈あるもの〉であることを他者との間で共有するテクノロジーだと言うことができる。

言葉が、自分自身との対話（内的対話）にとっても不可欠なものであることは案外忘れられがちである。「キラキラ」、「ギラギラ」、「ピカピカ」といった言葉があるおかげで、私たちは自分自身の中で「あの感覚」、「この感覚」とはっきりと想起できるものとして、心の中にある〈あるもの〉を指し示すことができる。

人と人との間でまがりなりにもクオリアを共有する際に言葉が不可欠であることは言うまでもない。「ほら、あのキラキラしているところを見て！」などと言うように、私たちは言葉を通してお互いの内なるクオリアをある程度確認し合うことができる。言葉は、内的対話においても、他者との対話においても不可欠である。

これほど重要な存在であるにもかかわらず、私たちは、日常生活の中で、その一つ一つが何を意味するのかをそれほど気にもかけずに言葉を使っている。「ただいま」という言葉の意味を突き詰めれば、そこには哲学者を一生悩ませるほどむずかしい問題が潜んでいるが、私たちの日常生活の中では、立ち止まって言葉の意味を突き詰めることはない。私たちは、本来むずかしい問題であるはずの言葉の「意味」をやさしいものとして扱うような態度をとることができるのである。実際、そのような態度をとらないと、日常生活の現場で言葉が生きるために有効な道具であることはむずかしい。

その一方で、言葉が指し示しているものを「むずかしく」考え始めれば、そこには、一つの言葉に限っても無限と言っていいほどの奥行きのある世界が広がっている。

†「光」という言葉の意味

たとえば、「光」（ひ・か・り）という言葉は、何を意味しているのかを考えてみよう。そんなもの、いわゆる「光」のことに決まっているではないかとも考えられるかもしれない。日常的には、いわゆる、電磁波のうち、私たちの目に見える範囲の波長のものを、「光」という。より一般的には、見ることのできない波長の領域の電磁波も、「光」である。科学的にはそのように言えるのかもしれない。

しかし、たとえば、「あの人は、私の人生の光だ」というような言い方はどうだろう？ そのような言い方がされる時、もちろん、「あの人」を見るたびに、「光」が見えるということを意味しているのではない。この場合、「光」が意味しているのは、もっと抽象的な、輝き、明るさ、希望といった概念である。私たちが「光」という言葉を用いるすべてのやり方を考えると、そこに含まれているニュアンスの広がりは、「光とは電磁波のことである」と木で鼻をくくったような答えではとてもとらえきれない。

このようなことを考えていると、私は、小学校の時の自分の体験を思い出す。

子どもの時からなれ親しんだ「光」が、実は電磁波なのだということを知った時、私はとても不思議な感じがした。とりわけ、目に見える範囲の波長の電磁波だけでなく、目に見えない電磁波も含めてすべて「電磁波」なのであって、私たちが「光」と呼んでいるものは、この一般的な電磁波の一部分なのだという考え方に接した時、何か不思議な、あえて言えば不条理な感じがしたことを鮮明に覚えている。

たしかに、そのような考え方に接することによって、世界が一つにつながるという感覚はあった。それは子どもの頃、家の近くの知らない道を探検していて、いつの間にかよく知っている道に出て、「そうか、ここことあそこがつながっていたのか！」と気がついた時の驚きに似ていた。いわゆる「光」が、実は電磁波であるという知識は、世界のこことあそこがつながっているという新鮮な驚きを与えてくれた。

一方で、私がものごころついた時から慣れ親しんでいた「光」は、「電磁波」というものとはどこか違う、そのような気持ちも残った。光を電磁波であると定義して、それで終わりとするのでは、私の心の中で立ち上がっている「光」というもののごく一部しかとらえられていないのではないかと思った。しかし、そのような「どこか違う気持ち」は、「光とは電磁波である」という「公式見解」を前にして、忘れなければならないこと、抑圧しなければならない気持ちであるようにも思えた。

実は、あの時覚えた違和感の中にこそ、本質的な問題が潜んでいたのだということを理論化できたのは、クオリアの問題の所在に気づき、しばらく考えた後のことであった。

†言葉の意味の「定義」

私たちは、一体、日常生活の中で、「光」という言葉が何を指すのか、真剣に考えてみることがどれくらいあるだろうか。「光」とは電磁波のことであるというのは物理的な定義である。その物理的定義に安住して、私たちは、「光」(ひ・か・り)という言葉で、私たちが実際に指し示しているいわく言い難い感覚の世界の広がりに目を閉ざしているところがないだろうか?

物理的な定義に限らなくても、私たちは、今日、「言葉の意味というのは確定できるものである」、「正しい言葉の意味というものがある」という素朴な思いこみを持つことがある。辞書を開けば、ある言葉が「次のような意味である」という定義が書いてある。

もちろん、辞書は、「〈あること〉が〈あること〉であること」の不思議さの中核に届くような知識を与えてくれるわけではない。辞書は、単に、ある言葉を別の言葉で置き換えるだけである。「〈あること〉が〈あること〉であること」が、別の「〈あること〉が〈あること〉であること」と関連づけられ、変換されるだけのことである。そして、このような「辞書」というコンセプトができて、それが整備されたのは、長い言葉の歴史の中で、つい最近のことにすぎないのである。

「辞書後」の時代に生きる私たちは、「光」のような言葉の意味は、ある程度の曖昧さは残るものの、とりあえずは定義できるものであると考えがちである。そのような、言葉の意味に対して染みついた態度が、私たちの心の中で、たとえば「光」という言葉が実際に果たしている作用の広がり（それを支えるクオリアの世界の広がり）について思いを致すという体験を、知らず知らずのうちに奪っているのではないかと考えられる。辞書的な言葉の意味の定義など、言葉の進化の長い歴史から見れば、近代の人工物にすぎない。人類は、辞書などという発想（すなわち、言葉の意味の定義という発想）がない長い歴史の中で、言葉を徐々に発達させてきたのである。

言葉という私たちの脳の働きの起源は、ある言葉がとりあえずは確定した意味として定義できるという「辞書」的な発想が生まれる以前の、はるかに長い歴史の中にある。

†やさしくもむずかしくも扱えること

言葉の意味が本来持っているむずかしさの、私たちの生活の現場における現れ方についてもう少し考えてみよう。本来立ち止まって考えてみればとてつもなくむずかしい問題であるのに、日常生活の中ではあたかもやさしい問題であるかのように言葉を使っているという事実について考えたいのである。

たとえば、「時間」という基本的な言葉について、立ち止まって考えてみる。一体、この言葉は、何を意味しているのだろうか？

時間とは、時計の針の指す場所のことである、あるいは、時間とは、数字で表されるもので、一日が二四時間で、一時間が六〇分で……などと説明していっても、私たちが「時間」という言葉で指し示しているニュアンスの豊かさはとらえきれない。

たとえば、私たちの時間の知覚の中には、「今」という特別な地点がある。時間の流れは、私たちの心理の中で、常に「今」の連続として知覚される。私たちは、実は、時間を常に「今」としてしか体験できないと言うことさえできる。現代における時間に関する最高の理論と言える相対性理論をつくり上げたアインシュタインも、このような「今」の特別な意味が、時間の不思議な性質として未解明のまま残されていることを認めていた。そもそも、アインシュタインの理論をもってしても、「今」の不思議さを、たとえば五歳の女の子よりも洗練された形で扱えるわけではない。

「時間」という言葉で指し示されている得体の知れないものについて、むずかしく考えればいくらでもむずかしく考えられるにもかかわらず、私たちは、日常の生活の中では、

「時間」という言葉の意味を「やさしく」扱っている。

「今、時間ある？」

「そうだな、一〇分くらいだったらあるけど」

といった会話をしている時に、「時間とは何か？」をめぐる哲学的な議論をしている暇はない。「時間」という概念をやさしく扱うことは可能だし、実際私たちは日常生活の中ではやさしく扱っているのである。

「今から一〇分後に駅前で会おう」

という約束をするときには、時間の概念を、とりあえずは「やさしく」扱わなければ、うまく生きていくことができない。

「『今』というのはどういう意味？」

などと議論をし始めたり、

「一〇分という時間の経過については、私はいろいろ思うところがあって、まずそれが時計の針や、電子回路の動作に伴う液晶画面の変化というもので示される、というところが不思議なんだよね。つまり、純粋な時間の経過というものはなくて、常に、運動としてしか時間の経過は示しえないんじゃないかな。それに、三分経過した時、あと七分だと思うでしょ。でも、この時三分と七分の関係は、単純な3＋7ではない。三分と七分というのは、同じ数字で表しているけれども、本当は全然性質の違うものなんだよね……」などと自説を展開し始めたりすれば、あっという間に一〇分が経過してしまって、約束どおり駅前で会えなくなってしまう。日常生活の中では、私たちはそのような哲学的な問いを封印することで、「時間」という概念、その指し示しの道具としての言語を使いこなしているわけである。

ここに、第2章で「ただいま」という言葉の意味を議論した時、あるいは、第3章で「同じ」と「違う」の判断を支える認知プロセスを議論した時と同じように、一つの問題をやさしく扱うこともできるし、むずかしく扱うこともできるという事実が立ち現れてくる。私たちは、「時間」という言葉が何を指しているかという「意味論」の問題をやさしく扱うこともできるし、むずかしく扱うこともできるのである。

†個物をめぐるやさしい問題とむずかしい問題

本来むずかしい問題を、日常生活の中ではやさしく扱えるということは、言葉の意味だけでなく、私たちの心の中で、〈あるもの〉として立ち上がっているユニークな「個物」すべてに共通の特質である。クオリアや言葉の意味をめぐる深刻な問題は、結局、私たちの主観的な体験とは何かということを、日常生活の中で「やさしく」扱うのではなく、一歩立ち止まって「むずかしく」扱おうとする時に現れてくる。

「時間」のような、明らかに本質的で抽象的な概念だけでなく、「ミルク」、「鉛筆」、「テレビ」といった、一見取り立てて不思議なところのないように見える「やさしい」概念も、それについていくらでもむずかしく議論することができる。たとえば、銀河＝「ミルキーウェイ」がなぜ「ミルクのような」と形容されるのかという問題を考えてみるだけでも、「ミルク」というものを「ほ乳類の乳」と定義しただけでは済まされない問題がそこにあることがわかるだろう。

立ち止まって考え始めればとてつもなくむずかしいこれらの言葉の意味も、日常生活の中ではやさしいこと、決まりきったこととして扱うことができる。「やさしい問題」と「むずかしい問題」が、「ミルク」のような一つの言葉をめぐって交錯する。ここに、私たちが使っている「言葉」というものの不思議な性質がある。

†子どもは言葉の意味を理解しているか?

それにしても、私たちが、言葉の意味を、日常生活におけるように「やさしい」問題として扱うこともできるし、哲学的議論におけるように「むずかしい」問題として扱うこともできるということは、どうも奇妙なことである。

その奇妙さは、子どもははたして言葉の意味を理解しているのか、という問題を考えた時に鮮烈な形で現れてくるように思う。

カタコトの言葉をしゃべり始めた子どもが、「ママ、ジュース」と言ったとする。その言葉を使う状況（母親が冷蔵庫の近くに立っていた）や、「はい、ジュース」と言って手渡した時の反応（にこっと笑って受け取り、飲み始める）から、それを見ている大人は、その子どもが、「ママ、ジュースをちょうだい」という「正しい」意味で言葉を使ったのだと考える。

では、この時、その子どもは「ママ」、「ジュース」という言葉の意味を理解していたのかという問いを立てたとすると、その答えを出すことはむずかしい。そもそも、大人にとっても、「ママ」という言葉の指し示しているものを明確に把握することは困難である。「光」や「時間」の意味を議論したときと同様、「ママ」というのは生物学的な母親、あるいは養育してくれている女性を指す、などという定義をして安心していては、言葉というものの本質に迫れない。「ママ」という言葉には、そのような紋切り型の定義では尽くすことのできないニュアンスが含まれている。そのようなニュアンスに対する感受性を持ち、会話の中で柔軟に使いこなせるということが、いわゆる「自然言語」の能力に他ならない。

大人でさえ、「ママ」という言葉に込められたニュアンスを完全に把握しているわけではない。ましてや、カタコトの言葉しかしゃべれない子どもが、「ママ」や「ジュース」という言葉の意味を、「完全に」理解しているはずがない。子どもは、むしろ、言葉の意味ということ自体には無自覚に、あたかもそれが「やさしい」ことであるかのように、その意味を理解しているかのような言葉のやりとりをできるというだけのことだ。子どもは、「ママ」や「ジュース」といった言葉の意味を、立ち止まってむずかしい問題として考える能力を持たない存在として、これらの言葉を「やさしく」使うことを知っているだけなのである。

†「やさしい」と「むずかしい」の間の往復

右に挙げた例を見てもわかるように、言葉は、その意味が「むずかしい問題」であるという視点を獲得することなしに、あくまでもそれを用いることが「やさしい問題」であるという立場を貫いても使うことができる。カタコトの言葉をしゃべり始めた子どもが、あたかも言葉の意味を理解しているかのようにふるまうことができるのは、言葉というものが本来内包している「むずかしい問題」に触れることなく、事実上言葉を使うことに成功しているからである。

五歳くらいになり、いわゆる「ものごころがついた」時期になって、はじめて、それまで「やさしい」問題であった言葉を使うという行為を「むずかしい」問題として自省する視点が獲得されてくる。言葉の意味自体は、それを「むずかしい」問題として振り返る視点が獲得されて、はじめて意味として認識されると言ってもよい。

そして、やがて「ただいま」などといった自分が今まで何の気なしに使っていた言葉の意味の前に立ち止まる日が誰にでもくる。

言葉の意味を問うとは、つまり、日常生活でやさしい問題としてやり過ごしていた問題を、むずかしい問題として問い直すということを意味する。言葉の意味をむずかしい問題として議論する場合にも、議論に用いられる言葉については、とりあえずは「やさしい」問題として扱うというように、私たちは、ある言葉の意味を「やさしい」ものとしても扱えるし、「むずかしい」ものとしても扱える、場合によっては、その両者の立場をともに引き受けるといった複雑なことをする能力を持っている。

私たちがこのように、「やさしい」と「むずかしい」の間を行ったり来たりする能力を持っているという事実は、いかにも奇妙である。「あたかも言葉の意味を理解しているかのように」言葉を運用する能力だけならば、ものごころがつく前の幼児のように、言葉の意味を「やさしく」とらえるだけで事足りるはずである。

なぜ、私たちは、言葉の意味を問うという、「むずかしさ」の中に耽溺することを志向する能力を獲得したのだろうか？　たとえば、私たちが、言葉の意味を「むずかしく」問う能力を持っていることは、そのようないわゆる哲学的な問いが、表層的な機能主義や進化論の立場で考えている限り、生きるうえで実際的に役に立つ知に結びついたことがないように見えることを考えると、ますます不思議なことである。

私たちが「やさしい問題」と「むずかしい問題」の間を行き来できるということと機能主義の関係については、第8章で詳しく議論することにする。

†コンピュータと意識

ここで、意識やコンピュータといった問題へと議論の対象を広げなければならない。「ただいま」という言葉をくりかえした時に、その意味が不思議に思われるという心の働きは、「た」「だ」「い」「ま」という一連の音を、ユニークなクオリアとして感じる心の働きと深く結びついている。クオリアをクオリアとして感じる心の働きとは、すなわち、私たちの意識そのものである。言葉の意味をむずかしい問題として問うという働きは、意識そのものの働きであると言ってもよい。

一方、言葉を使うということを「やさしい」問題として扱っている日常生活の現場では、私たちは言葉の意味を特に意識していない。一つ一つの言葉の意味を、いちいち立ち止まって突き詰めていては、実際的な意味で円滑な会話ができないからである。
日常生活の中では「やさしい」問題として扱われている言葉の意味を「むずかしい」問題としても問い直すことができるということは、私たちの意識の持っている不思議な働きの一つである。

言葉の意味を問う、といった、私たちが一般に「むずかしい」と感じる問題を立てる能力と、いわゆる「意識」が深く関係しているという考え方は、すでに多くの科学者、哲学者、思想家によって提出されている。一方では、「あたかも」言葉の意味を理解しているかのように言葉を運用する能力を持つためだけならば、クオリアを感じる意識という、私たちの存在そのものである、この上なく不思議な存在/現象を必ずしも必要としないのではないかという考え方がある。もしそうならば、あたかも人間の言葉を理解しているかのようにふるまうことは、意識のないコンピュータにもできるかもしれないと考えられる。

もちろん、コンピュータにも意識があるかもしれないし、ないかもしれない。脳の中の一〇〇〇億の神経細胞の活動から、そもそもどのようにして意識が生まれるのかという根本原因が明らかではない今日では、そもそもコンピュータが意識を持ちうるかという問いには原理的には答えようがない。人間に似ていれば意識があり、似ていないものには意識がないという議論は、究極的根拠のない人間中心的な考え方にすぎない。そもそも神経細胞の活動から意識体験が生み出される第一原理が明らかにされるまでは、コンピュータには意識があるかどうかといった問いには、本当の意味では答えることができない。

しかし、もし、「あたかも」言葉を理解しているかのようにふるまう能力が、右に議論したように意識というやっかいなものなしでも成立しうるものならば、コンピュータでも(意識のあるなしに限らず)、「あたかも」言葉を理解しているかのようにふるまうことが可能であるかもしれない。

もっとも、「あたかも」何かであるかのようにふるまうということは、その「あたかも」ふるまっている態度から抜け出すことも可能であるということを前提にしか成立しない。人間の場合は、言葉の意味を立ち止まって問い直すことが実際できるからこそ、「日常生活では、あたかも言葉の意味を知っているかのように会話を進めている」という言い方が成立する。一方、コンピュータは、結果として「あたかも」言葉を理解しているかのようにふるまうことができるかもしれないが、人間のように、その「あたかも」を支えている態度から抜け出した視点もあることを知らず、また実際に抜け出すこともないかもしれないのである。

†チューリング・テスト

コンピュータが、あたかも言葉を理解しているかのようにふるまえるかどうかという問いは、そもそも、イギリスの数学者、アラン・チューリングが一九五〇年に発表した論文（Turing, A.M. (1950) Computing machinery and intelligence. *Mind* 59, 433-460.）にさかのぼる。

この論文の中で、チューリングは、コンピュータは人間のように考えることができるか、もし考えることができるとして、その事実をどのように検証できるかという問題を検討した。チューリングは、言葉をやりとりする能力を通して、人間の思考能力の本質を把握できると考えた。そして、私たちが会話の際にお互いに相手を人間らしいと感じさせるインターフェイスとなっている顔の表情や、身振りなどの点においてコンピュータが人間に劣ってしまうのは仕方がないが、そのことは思考の能力においては本質的なことではないと考えた。このような思考経路をたどって、チューリングは、コンピュータの能力をフェアに判定する方法は、判定者に、スクリーンを通してコンピュータと会話させることだと提案したのである。

後に「チューリング・テスト」と呼ばれるようになった判定法は、次の通りである。判定者が、スクリーン上に打ち出されるテクストを通して、一方ではコンピュータと会話し、もう一方では人間と会話する。この時、どちらが人間でどちらがコンピュータなのか、事前知識なしではわからないような事態に至った時、そのコンピュータは、人間のように思考する能力を持つとみなすことにする。

現代的な舞台設定でいえば、たとえばインターネットを通してチャットをしている場合に、相手が人間なのかコンピュータなのか区別できないように対話するコンピュータが出現した時に、そのコンピュータは人間のように考える能力を持つとみなそうと提案したのである。

チューリング・テストは、コンピュータが、「私の使っている言葉の意味は、一体何なのだろう？」という「むずかしい問題」を自省する能力までは求めていない。あくまでも、客観的な立場から、「あたかも」言葉の意味を理解しているかのようにふるまうことができればいいとしているのである。チューリングの、このようにばっさりと切り捨てるやり方は、ある意味では革命的であったといえるし、ある意味では今日でも未解決の課題を残しているとも考えられる。

言葉の意味を、「むずかしい問題」として考える能力をコンピュータに持たせるということが一体どのようなことなのか、現時点では見当もつかない。そのような働きを持つ私たち人間の意識を生み出すメカニズムがわかっていない現在、コンピュータに意識を持たせることが可能なのか、可能だとして、それは一体どのようなことなのかを考える糸口は見つかっていない。

チューリング自身、意識の問題、言葉の意味にまつわる「むずかしい問題」に正面から向かい合うことなく、人間と区別ができないくらいの会話能力を持つコンピュータをつくることがはたして可能なのか、別の言葉でいえば、人間の会話能力をコンピュータによってシミュレーションすることが可能なのかどうかという問いについては、「答えが未知の問題」（オープン・クエスチョン）として留保している。

†「むずかしい問題」を考えることは、いかに「やさしい問題」に貢献するのか？

機能主義の立場を貫くならば、人間の言語能力は、それがどれほど複雑なものであれ、コンピュータでシミュレーションすることが原理的に可能でなければならない。はたして、機能主義の立場が正しいのか、それとも、機能主義がそもそも成り立つ前提に「むずかしい問題」が隠れているのか、あるいは、「むずかしい問題」を突き詰めて、機能主義を乗りこえなければ人間の言語能力には到達できないのか、チューリングの投げかけた問いにまだ誰も答えられないのである。

問題の核心は、結局、私たちが「むずかしい問題」を考えることができる能力は、いかに「やさしい問題」、すなわち、あたかも言葉の意味を理解しているかのように会話する能力に貢献しているのかという点にある。

もし、「あたかも」言葉の意味を理解しているかのように会話する能力が、いったん立ち止まって、言葉の意味を「むずかしく」問い直す能力から切り離して単独で存在できるのならば、私たちはなぜ、そのような「むずかしい」問いかけをする能力を獲得したのだろうか？

実際、「ママ、ジュース」とか、「それ、ぼくの」などとしゃべっている幼児が、自分のしゃべっている言葉の意味を「むずかしく」自省することはない。また、大人でも、普通に会話している時は、その会話を構成している言葉の意味を「むずかしく」問いかけることはない。もし、言葉の意味を「むずかしく」問いかけることが、あたかも言葉の意味を理解しているかのように会話する能力には貢献しないのならば、なぜ、私たちは、むずかしい問いかけをする能力を持つに至ったのだろうか？

言葉の意味からより一般化して、私たちが心の中に感じるさまざまなクオリアの同一性（〈あるもの〉が〈あるもの〉であること）を問いかける能力は、どのようにして私たちがこの世界でうまく生き延びることに貢献しているのだろうか？　心の中の赤のクオリアに注意を向け、その赤らしさのユニークさを味わえば味わうほど、ちょうど「ただいま」「ただいま」とくりかえし言った時のように、汲めども尽きぬ不可思議な感覚が立ち上がってくる。しかし、私たちが日常で生きていく限りは、「その赤いコップとって」「ああ、いいよ」などというように、「赤が赤であること」にまつわるむずかしい問題を問いかけることなく、ものごとは進んでいく。

ある人間の心の中で〈あるもの〉が〈あるもの〉であることをめぐって、やさしい問題とむずかしい問題が交錯し、そのような交錯として生きる現場があることの意味を考えることが、どうやら、私たちの認知プロセスの本質を考えるうえで、きわめて重要なポイントであるように思われる。

†〈私〉をめぐるやさしい問題とむずかしい問題

そもそも、すべてを感じる主体である〈私〉をめぐっても、やさしい問題とむずかしい問題が交錯する。

言葉を発し、受け止め、すべての〈あるもの〉が〈あるもの〉であることを感じる主体である〈私〉が〈私〉であることも、問い始めればまたとてつもなくむずかしい問題である。デカルトの「我思う、ゆえに我あり」という言葉を持ち出すまでもなく、〈私〉が〈私〉であることは、私たちが体験しているこの世界という不可思議な実在に関する、もっとも根源的な事実であり、また謎でもある。

一方で、〈私〉が〈私〉であることをむずかしい問題として悩む態度が、日常生活をうまく生きることにそれほど貢献するとも思えない。思春期に誰でも経験があるように、〈私〉が〈私〉であることのむずかしさにあまり拘泥すると、かえって生きるのが困難になる。日常の中では、「これは誰のものですか?」「はい、私のものです」「茂木健一郎くんというのは誰ですか?」「私が茂木健一郎です」などと、私が私であることを「やさしい」形で扱うことが、うまく生きるための要諦になっている。

世の中には、言葉の意味や、クオリアの問題、あるいは〈私〉が〈私〉であることといった哲学的問題は、「実際的な意味では役に立たない」と考える人はたくさんいる。そのような立場は、これまで議論してきたように、立ち止まって正面から問いかければ「むずかしい」問題であっても、一見やさしい問題としても扱うことができるし、また、そう扱って困らないように見えるという私たちの日常生活における厳然たる(ように見える)事実によって支えられている。

チューリング・テストに合格するコンピュータは、今のところできていないが、将来、コンピュータが、すなわちそのコンピュータの上に実装されたアルゴリズムが、「あたかも言葉を理解しているような」客観的ふるまいをする日が来るかもしれない。だがしかし、その日が来ても、そのコンピュータ上のアルゴリズムが、「自分が使っているこの『光』という言葉の意味は、一体何だろう」と自問することがあるとは思えない。

正確に言えば、私たちは、一体、コンピュータが自分のしていることの意味を自問するとはどのようなことで、それはどのように設計すれば実現できるのかということに関する実際的知識も、理論的知識も持っていない。コンピュータの能力はどんどん高度になるかもしれないが、その際、私たち人間がたしかに持っている、「やさしい問題」と「むずかしい問題」を行ったり来たりする能力を理解することが、どのように役に立つのか、一向に明らかではない。

コンピュータには意識はないと決めつけるのも、あるいはコンピュータに意識を宿らせるのは簡単だと決めつけるのも、おそらく問題を解決することからは遠い態度である。何かいわく言い難く、人類の誰もまだ到達していないような何かが、私たちが言葉の意味やクオリアに対して「やさしい」態度と「むずかしい」態度を行き来できるという事実の中に潜んでいる。

第5章 「ふり」をする能力

†「ふり」の能力

私たちが、本来むずかしい問題をやさしいこととして扱って日常生活を営むことができる一方、必要に応じて、立ち止まり、むずかしい問題として扱うこともできるという能力は、私たちの認知プロセスを特徴づける驚くべき柔軟性の一つの表れである。

本来はむずかしい問題を、やさしい問題であるかのように扱うということは、一見、何かをごまかしているようだが、実はそこに人間の認知能力の秘密が隠されている。もし、むずかしい問題をむずかしい問題としてしか扱えなかったら、一つ一つの言葉の意味に悩んでしまって一歩も先に進めなくなるかもしれない。人間が、ときに言葉の意味（「帽子」とは一体何か？）の、クオリアのユニークさ（「赤い色」がまさに「赤い色」としてあること）

の、そして〈私〉という存在の不思議さに思い悩みつつも、「あっ、その赤い帽子は、私のものです」などと言うように、これらが決まりきったことであるかのごとくふるまうこともできるという両面性を持つことは、生活の現場における人間の認知の驚くべきしなやかさを示している。

同じ問題を、「やさしく」扱うこともできるが、その気になれば「むずかしく」探究することもできるという人間の認知の潜在力の核心には、私たち人間が普遍的に持つが、その重要性に普段はあまり気がついていないある能力がある。それはすなわち、「ふり」をする能力である。〈あるもの〉が〈あるもの〉であること（同一性）をめぐる「むずかしい」問題が、あたかも「やさしい」問題であるかのように日常生活を送ることができるという事実は、人間の「ふり」をする能力と密接に関係していると考えられる。

「ふり」というと、たとえば、「知っているのに知らないふりをする」と表現するように、意図的に相手をだますような場合だけを指すという印象があるかもしれない。しかし、ここでいう「ふり」は、日常生活で使われるそのような意味よりも一般的な意味で用いられている。「知っているのに知らないふりをする」という場合にもっとも意識的かつ明示的に表れる私たち人間の能力が、実は認知の現場、生活の現場で普遍的に見られる能力であるというのをつかむことが一つのポイントになるのだ。

つかもしれないということのヒントは、前章で議論したチューリングの一九五〇年の論文の中にある。

†「ふり」の問題

「ふり」をするということが、人間の認知のメカニズムを考えるうえで普遍的な意味を持

今日、チューリング・テストは、先に紹介したように、スクリーンの向こうに人間とコンピュータがいる時、スクリーンの上のテクストを通した会話によってそれが人間なのかコンピュータなのか区別ができるかという問題として定式化され、引用、言及されることが多い。このような定式化は、身体や顔の表情といった「みかけ」にとらわれずに人間の知性の本質を考えようというチューリングの考え方に基づいていた。

チューリングの原論文でも、最終的には「キレイに整頓されて」現代的なスタイルにまとめられてはいるのだが、論文の冒頭では、実は今日普通に私たちが考える「チューリング・テスト」とは異なる形で、テストが提出されている。すなわち、コンピュータ・ターミナルの向こうに男と女がいて、男は女のふりをし、女は、自分の方が本当の女であることを相手に説得しようとした時、はたしてどちらが「本物の女」かわかるか？　という形で、テストが設定されているのである。スクリーンの上の文字だけの情報で、どちらが男

でどちらが女かわかるかどうか、そこに本質的な形で男が女の「ふり」をするという問題が絡んでくるというのが、チューリング・テストのもともとの姿なのである。

このような問題設定から出発したことの背景には、チューリングが自分の性の同一性の問題で悩んでいたという事実がある。端的に言えば、チューリングは同性愛者だったのである。当時のイギリスでは、同性愛は病気であると思われていた。同性愛者を病院で治療するという、今日の感覚から言えば明らかに人権の侵害である行為も行われていた。後にチューリングが自殺したのは、チューリング自身も受けさせられた病院での治療も原因の一つであると言われているほど、自らの性同一性は、チューリングにとって切実な問題であった(チューリングの生涯については、Andrew Hodges の *Alan Turing:The Enigma* が詳しい)。

現在流通している「キレイにされた」ヴァージョンの背後に隠れてしまってはいるが、チューリング・テストがもともと「男が女のふりをする」という形で提出されていたという事実は、チューリング・テストという実験パラダイムの性質について、いくつかの重大な示唆を与える。

まず考えるべきことは、チューリング・テストはそもそもチューリングが性同一性の問題で悩んでいなかったら構想されただろうかという点である。チューリング・テストのアイディア自体は、合理的な思考から論理的に導かれる。それに対して、チューリングが抱えていた性同一性の問題は、個人としての生き方にぴったりと寄り添った、もっとドロドロとした情念の世界の問題であり、両者の間には、あまり関係がないようにも思われる。

しかし、はたして、そのドロドロとした個人的悩みの切実さがなかったら、そもそもチューリングはあのテストを思いついただろうか？　ひょっとしたら、チューリングは、自分の性同一性に悩んでいたからこそ、「男が女のふりをする」という思考回路を通して、コンピュータと人間の思考能力に関するあの古典的な論文を生み出せたのではないか？

このような可能性について考えることは、科学史の観点からも、また人間の創造力の源泉は何かという視点からも、とても重要なことである。

さらに考えるべきことは、そもそも、「人間のような思考能力を持ったコンピュータ」という問題を考えるときに、「ふり」をするという視点が不可欠なのではないかということである。

人間のような思考能力を持ったコンピュータをつくることができるかという問題は、一見、「ふり」をするというような主観的態度のニュアンスを問題にしなくても、純粋に機能の側面から設定することができるように思われる。人間を一つの入出力の装置として見て、ある入力があった時に、適切な出力をするということを思考能力の本質であると考えれば、人間と区別できない入出力をするコンピュータには、同等の思考能力を認める。そのように「機能主義的」に考えて、何の欠落もないようにも見える。

しかし、はたして本当にそうなのだろうか。

子どもの発達の段階で、私たちが直感的に「人間らしくなった」と感じる時の一つに、子どもが「ふり」を通して遊ぶことを理解した瞬間がある。

人間らしさということの中心に、「ふり」の問題があるのではないか。私たち人間の思考能力、言語能力の本質を考えるうえで、「ふり」をする（pretend）という問題は、実はきわめて重要なポイントなのではないか。そのことを、チューリングは、たとえ論文中に明示的に書かなかったにしても、無意識のうちに感じていたのではないかとも思えるのである。

†子どもにおける「ふり」の理解

自らある「ふり」をし、また他人が何かの「ふり」をしていることを理解するという能力は、人間の発達のかなり初期の段階から見られる。

たとえば、カタコトをしゃべり始めた幼児に、「ぼく、ジュースほしい！」と言われたとしよう。

冷蔵庫からジュースのパックを出して、コップに注いであげる。

それから、渡す前に、にやにや笑いながら自分が飲んでしまいそうなマネをすると、おそらく、その子は「だめだよ！」とか、「ぼくの！」とか叫ぶはずである。

しかし、この時、その子は、ジュースを注いでくれた大人であるあなたが、本当に自分のジュースを飲んでしまうと思っているわけではない。大人であるあなたがジュースを飲むふりをしているのは、「ふざけている」だけだとわかって、『だめだよ！』とか、「ぼくの！」と叫び、そのように叫んでいる自分とあなたのやりとりを楽しんでいるのである。

あるいは、ベッドの上で、幼児とくすぐりっこをしているとする。最初に実際に何回かくすぐった後で、「こちょこちょこちょ〜」とくすぐるマネをすると、それだけで笑い出すはずである。この時も、幼児は、あなたが本当にくすぐると思っているわけではない。あなたがくすぐるふりをしている、というコンテクストを理解して、それに乗ってやりとりを楽しんでいるわけである。

このように、何かの「ふり」をするという状況を理解し、それを受け入れて相互作用を楽しむという能力を幼児は持っている。もちろん、幼児が、「今は○○のふりをしている」という明示的な理解を持っているわけではないし、そのことについて他者に説明できるわけでもない。大人が「何かのふりをする」ということについて考える際に用いる思考のツールのすべてを、子どもが持っているわけではない。それでも、子どもの「ふり」の理解と大人の「ふり」の理解の間には共通点があるらしい。

†心の理論

幼児の、「ふり」を理解する能力は、その社会的知性の発達において、きわめて重要な意味を持っていると考えられる。とりわけ、他人の心の状態を推定する能力（「心の理論」）の発達において、重要なステップになると考えられている。「心の理論」（theory of mind）とは、いささか大げさな言い方だが、要するに、他者の心の状態について、自分の脳の中で仮説（理論）を持つ、その能力のことを指している。

「心の理論」に対する関心が高まったのは、一九八〇年代にイギリスの研究者によって、いわゆる「自閉症」と呼ばれる子どもたちには、心の理論が欠けているのではないかという研究報告がなされて以来のことである。この報告が一つのきっかけとなって、心の理論が、人間の社会的な認知能力のあり方を探るカギとなる概念として注目されるようになった。

他者の心の状態を推定する能力は、たとえば、次のような実験で検証することができる。子どもにサリーとアンという二人の女の子が登場する劇を見せる。まず、部屋の中で、サ

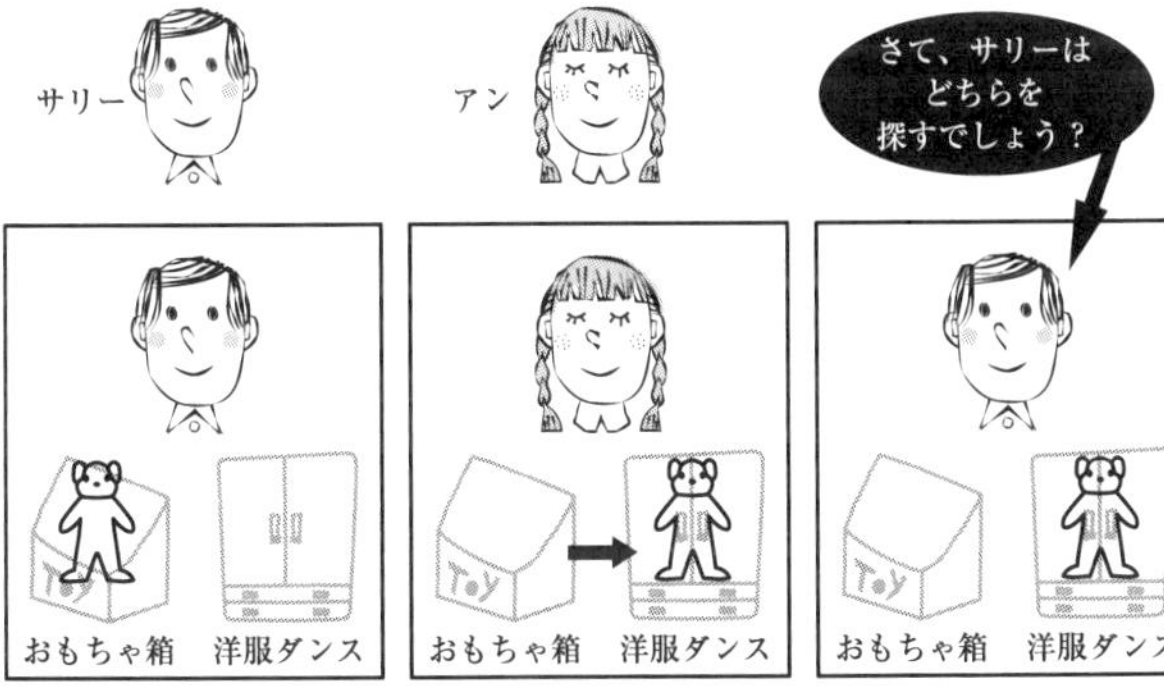

図５　サリーとアンの劇

リーが一人でぬいぐるみと遊んでいる。サリーは、やがて、ぬいぐるみをおもちゃ箱の中に入れ、蓋をして外に遊びに行ってしまう。サリーがいない間に、アンが入ってきて、ぬいぐるみをおもちゃ箱の中から取りだして洋服ダンスの中に移してしまう。アンが部屋の外に出て行ってしばらくして、サリーが部屋に戻ってくる。ここで、一部始終を見ていた子どもに、「さて、サリーはこれからぬいぐるみで遊ぼうとしますが、サリーはどこを探すでしょう」と聞くのである（図５参照）。「普通の」子どもの場合、四歳くらいで、「おもちゃ箱の中」と正しく答えられるようになる。一方、自閉症の子どもは、四歳を過ぎても、「洋服ダンスの中」と答えてしまう。

自閉症の子どもが、「洋服ダンスの中」と答えてしまうのは、「心の理論」の能力が欠けているからであると解釈されている。自分は一部始終を見ていたから、ぬいぐるみが移動したことを知っているわけだが、部屋の中にいなかったサリーは、ぬいぐるみは依然としておもちゃ箱の中にあると思っているはずである。自分の心の状態とは異なるサリーの心の状態を思い浮かべることができなければ、正しく答えることはできない。自閉症の子どもは、まさに、この、「自分の心とは違ったものとしての他者の心の状態」を思い浮かべる能力が欠けているので、答えを間違ってしまうというのが有力な考え方になっている。つまり、自らの心の状態を他者の立場に置き換えること（ふり）がうまくできないと解されるのだ。

「心の理論」の発達において、「ふり」を理解することは、重要なステップであると考えられる。実際、自閉症の子どもたちは、自ら「ふり」をすること、他者の「ふり」を理解すること、あるいは何かの「ふり」をすることで遊ぶこと（ごっこ遊び）が苦手であるという報告がある。

†ミラーニューロンの発見

ところで、一九九六年に、猿の脳の運動前野と呼ばれる領域に、「ミラーニューロン」と呼ばれる神経細胞（ニューロン）が存在すると報告された。ミラーニューロンは、それまで知られていたどのような神経細胞とも異なる、ユニークな性質を持っていた。すなわち、これらの一群の神経細胞は、自分がある特定の行為をする時にも、他者が同じ行為をするのを見ている時にも、どちらも活動するのである。あたかも、鏡（ミラー）に映したように、自分の行為と他者の行為の両方に伴って活動するので、ミラーニューロンと名づけられたのである。

ミラーニューロンは、偶然発見された。イタリアの研究者たちが、猿の大脳皮質の前頭葉にある運動前野の神経細胞の活動を調べていた時のことである。神経細胞の活動を記録する時には、活動の様子が常に音でモニターできるような工夫がしてある。神経細胞が活動すると、その様子が、バリバリバリバリ！ と音で聞こえるようになっている。

休憩時間になって、研究者の一人が、ジェラートを食べ始めた。その時も、モニターはオンになったままになっていた。すると、研究者がジェラートを手にして口に運ぶたびに、それを見ている猿の運動前野の神経細胞が、バリバリバリ！ と激しく活動することがわかったのである。詳しく調べた結果、その神経細胞は、猿が自分の手でえさをつまんで口に運ぶ時も、他の猿（あるいは人間）がえさを手でつまんで口に運ぶのを見ている時にも、まるで鏡に映したように同じように活動することがわかったのである（図6参照）。こうして、ミラーニューロンが発見された。

その後、人間の脳からも、ミラーニューロンに相当する活動をする領域が見出されてい

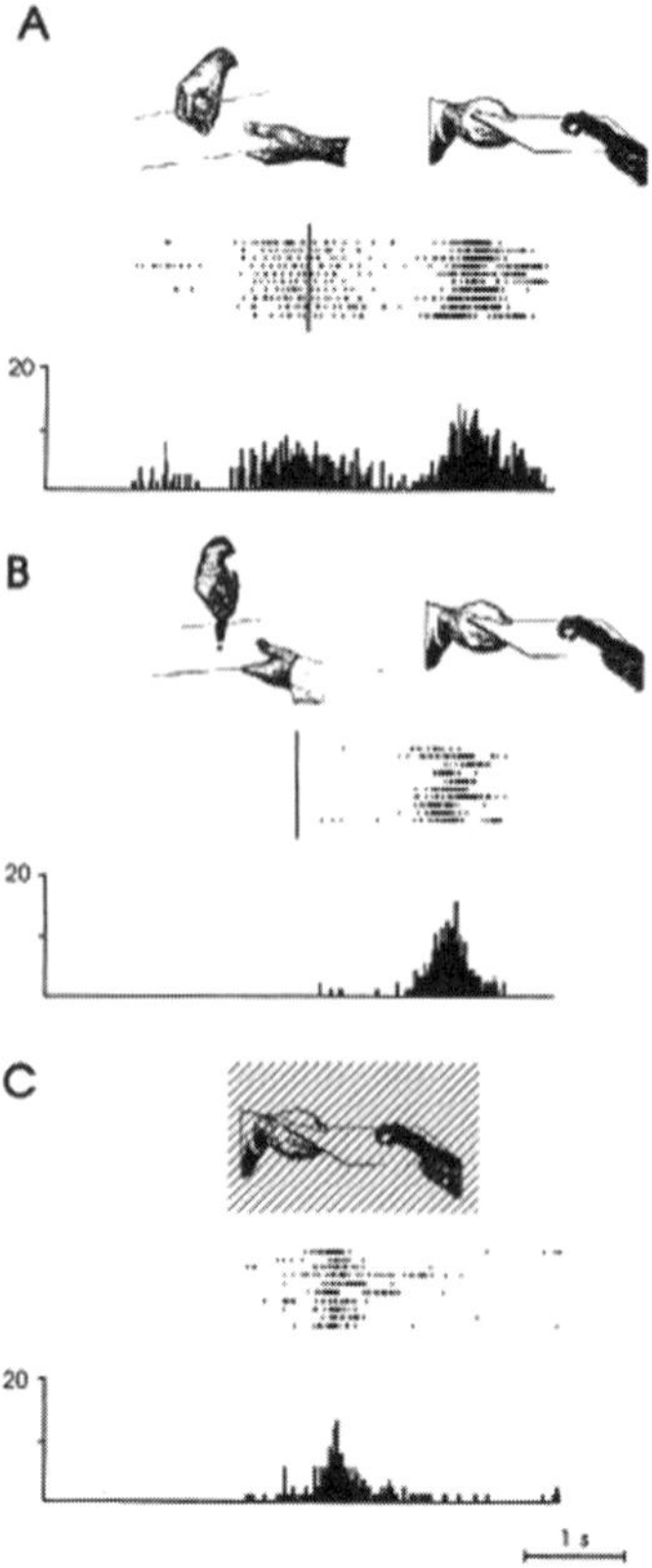

A：人間がえさを取るのを見る(左)、猿自身がえさを取る。両方ともミラーニューロンは活動する。

B：人間がピンセットでえさを取るのを見ても、ミラーニューロンは活動しない。身体をどのように使ってえさを取るかによって活動が変わることがわかる。

C：猿自身が暗闇の中でえさを取る場合にも、ミラーニューロンは活動する。猿自身の手がえさを取る視覚像だけに反応しているのではないことがわかる。

図 6　ミラーニューロンの反応特性
(Gallese, V. et al.(1996) Action recognition in the premotor cortex. *Brain* 119, 593-609 より改変)

る。

ミラーニューロンは、心の理論、「ふり」をする能力など、社会的知性の本質にかかわるさまざまな機能を担っているのではないかと考えられ、大きな注目を集めている。とりわけ、人間の場合、ミラーニューロンに相当する活動をする領域が、通常言語に関係するといわれているブローカ野の周辺であったことから、ミラーニューロンと言語能力の関係が改めて注目されている。

†ミラーニューロンの衝撃

ミラーニューロンの発見は、アメリカの神経学者ラマチャンドランによって、「DNAの二重らせん構造の発見以来の最大の科学的発見」と賞賛された。

分子生物学の発展においてDNAの構造の発見が果たしたのと同じ役割を、今後の神経科学の発展において、ミラーニューロンが果たせるかどうかはまだ明らかではない。しかし、ラマチャンドランの言うように、たしかにミラーニューロンの発見は、それまでの神経科学の風景を一変させるような衝撃力を秘めていた。

ミラーニューロン以前の神経科学においては、視覚ならば視覚、聴覚ならば聴覚、運動の制御ならば運動の制御と、それぞれの機能の分担の範囲内で、ある役割を担う脳の神経活動の解析が中心的なテーマであった。他方で、視覚、聴覚といった異なる感覚のモダリティを超えた統合のプロセスや、感覚と運動の融合のプロセスも研究テーマとなりつつあり、神経科学が、個々の機能モジュールの解析から、脳全体の性質をシステム論的に明らかにする方向に進みつつあることを、多くの研究者が意識し始めていた。

ミラーニューロンは、システム論的志向を持つ先進的な研究者の予想をも一気に飛び越え、「自分の行動」の運動情報と「他人の行動」の感覚情報を結びつけるという、もっとも高度な統合を実現している点において多くの人を驚かせた。とりわけ、自己と他者の行動を鏡に映したように結びつけ、その結果、たとえば、「このような行動を相手がしているということは、私だったら同じ行動をしている時にはこのような気持ちになるだろうから、相手も同じ気持ちになっているに違いない」というように、他者の心を推定する能力＝心の理論を支える神経モジュールとして機能しているのではないかという点が注目された。

脳の持つ重要な機能が、「ふり」をするなど他者とのコミュニケーションを通した社会的知性の実現であることが強く意識され始めた時期に、まさにそのような機能の中核にあるかのような性質を持った神経細胞が見出されたからこそ、大きな注目を集めたのである。

†「ふり」をすることの普遍的な意味

私たちは、「ふり」をするということは、気づいているのに気づいていない振りをする、好きでない人にプレゼントをもらって本当は嬉しくないのに嬉しいふりをする、意図的に何かのマネをするといった、特別な場合にだけ起こると考えがちである。「あなたは一日のうちに何回『ふり』をしますか？」という質問をした場合、「せいぜい一回」、あるいは「一週間に一回かな」といった回答が普通なのではないか。

しかし、ここで問題にしたい「ふり」は、もっと普遍的な現象である。極端なことを言えば、人間は、一日中何かの「ふり」をしているとでも表現されるような普遍的な現象だ。そんなバカなことはない、私はもっと正直だ、と反論する人がいるかもしれない。しかし、よく考えてみれば、人間は、たしかに一日中「ふり」をする存在であるとも言えるのである。

先に、〈あるもの〉が〈あるもの〉であることにまつわる「むずかしい」問題を、あたかも「やさしい」問題であるかのように扱いながら日常生活を送ることができるという事実は、人間の「ふり」をする能力と密接に関係していると考えられると述べた。このような「ふり」をすることの普遍的な意味は、たとえば次のような場合にもそこに「ふり」という現象を認める視点によってはじめて見出される。

タクシーに乗って、運転手と会話を交わす。そのような時、私たちは、当たり障りのない話題を選ぶ。今年のプロ野球はどうだとか、最近景気はどうですかとか、誰でもある程度興味を持つような、そしてあまりプライベートなことにかかわらないような話題について、いつ止めてもいいような形で会話を交わす。

このような時、多くの人にとって、タクシーという、見知らぬ他人がいきなり密室の中で一緒になって五分や一〇分の時間を過ごさなくてはならないという状況でしか生まれないような「モード」あるいは「パーソナリティ」が現れる。だからこそ、私たちは、タクシーを降りた時に、「今まで快活な会話を交わしていたあの私は何なのだろうか?」という疑問とともに、ふーっと「我に返る」ような感覚を持つ。

私たち人間は、その日常におけるふるまいをじっくり観察してみると、必ずしも常に同じ「自分」を貫いているわけではない。友人としゃべっている時、恋人としゃべっている時、学校や会社の同僚としゃべっている時、コンビニの店員としゃべる時、迷子の子どもに名前を聞いている時、ホテルに予約の電話をかける時……それぞれの時に、少しずつ異なる自分が立ち上がっていることは、少し自省してみれば、明らかなことだろう。

このように、状況に応じて少しずつ異なる自分が立ち上がることを、私たちは通常「ふり」をするとは言わない。「ふり」をするということは、「よいカードが来たのにポーカーフェイスをする」、「誰かのマネをする」、「知っているのに知らないふりをする」など、かなり意図的に自分の行動を偽装する場合に限られると普通は考えられている。しかし、私たちの日常の行動を観察してみると、実はそのような意図的な場合以外にも、あらゆる場面において普遍的に「ふり」が成立していることがわかる。

†そうしないこともできるのに、そうしている

以上のようなことを考えると、「ふり」をするということを、「意図的に何かのマネをする、意図的に何らかの心の状態を偽装する」というような狭い意味でとらえるのではなく、より広い意味で再定義する必要がある。

その際、鍵になるのは、「そうしないこともできるのに、そうしている」ということである。タクシーの運転手と会話している時、私たちは、愛想よくプロ野球の会話をしないでおこうと思えばそうできるのに、会話している。もちろん、「そうしないこともできる」という可能性を、常に意識しているわけではない。意識した場合には、より狭義の「ふり」(pretend) に近いと言えるが、意識していない時も、狭義の「ふり」をすることに近い何かが認知プロセスとして進行しているのである。

「そうしないこともできるのに、そうしている」というのは、まさに、子どもが「ごっこ遊び」をしている状況にあてはまる。怪獣のふりを止めようと思えばいつでも止められるのに、あえて、「ガオー」とか、「やられたあ」などと叫ぶ。端から見れば、なんでそんなことをしているのだろうと思えないわけでもない。しかし、同じことは、「ごっこ遊び」とは一見無関係な、タクシーの中や、学校の授業や、会社や、家庭や、電車の中や、それこそ人間社会のありとあらゆる場面で見られる。

母親は、母親でないようにふるまうこともできるのに、子どもを前にすると、あたかも母親のようにふるまう。同じ母親が、学生時代の同級生と喫茶店で会う時は、キャッキャッと笑ってまるで女の子のようになる。だったら、なぜ、自分の子どもを前にキャッキャッと笑ってまるで女の子のようにならないのかといえば、まさに「そうしないこともできるのに、そうしている」、あるいは、もっと強い何らかの力によって、母親であるという「ふり」を、半ば無意識のうちに自然にしている（させられている）のである。

このように考えれば、「そうしないこともできるのに、そうしている」という意味での「ふり」という現象は、それこそ朝起きてから眠るまで、人間が生活している現場で常に起こっている普遍的な現象であるということがわかる。さまざまな「ふり」の間を柔軟に行き来できるということが、私たち人間のすぐれた特性であると言うこともできるのである。

†日本語がわかる「ふり」

「そうしないこともできるのに、そうしている」ということは、前の章で議論した、私たちの認知の現場における「むずかしい問題」と「やさしい問題」という二つのコンテクストが絡み合う様子と深いところでつながっている。私たちは、「むずかしい問題」を「やさしい問題」として扱うこともできるし、「やさしい問題」を突き詰めていって「むずかしい問題」を見出すこともできる。このような、私たちの認知プロセスの複線的なダイナミズムの中に、右で見たような普遍的な「ふり」の問題が立ち現れてくる。

チューリング・テストを日本語で行うということを考えてみよう。人間が、コンピュータとともにスクリーンの向こう側に座って、判定者とテクストを通して会話することを考える。私たち、日本語を母国語とする大人は、たしかに、コンピュータ・スクリーンを通して、「日本語を母国語とする人だったらこういう会話を交わすだろう」というような会話を交わすことができる。

しかし、ここで重要なのは、そのような「モード」にいる時、私たちは、単に「日本語を母国語とする人のふり」をしているだけとも考えられるということである。私たちは、本当は、一つ一つの言葉の意味の「不可解さ」を前にして立ち止まることもできるのに、あえてそうしないことで、日本語という言葉の体系を知っているふりをしている。そのような「ふり」ができることが、日本語がわかるということなのである。

私たちは、たとえば「木漏れ日」という言葉がどのような意味で通常流通しているかを知っている人のふりをして、言葉のやりとりをすることもできる。「この前散歩していたら、木漏れ日がきれいだったんですよ」という相手の言葉に、「ああ、いいですね。心が安らぎますね」という言葉を返せる程度には、日本語を知っている「ふり」をすることができる。

私たちは、その一方で、「木漏れ日」という一つの単語の意味について、もしその気になれば、一時間でも二時間でもさまざまなことを思いめぐらせ、言葉の意味の不思議さを感じるモードに入ることができるということも知っている。そのようなモードになれば、はたして「木漏れ日」という言葉は、木の葉の間からチラチラと漏れてくる太陽の光のことを指すのか、それとも、木の葉の隙間から地面に落ちる光がつくる円いパターンのことを指すのか、それとも、それらすべてのものに包まれて歩いている時の、何とも言えず穏やかで、満ち足りた気分のことを指すのかなどと、パンドラの箱を開けたように、延々と議論できるであろうことも知っている。

誰もが雄弁に「木漏れ日」の意味について語ることができるわけではないにしても、少なくとも、「木漏れ日」という言葉の意味について考える時に、自分の心の中に立ち上がる「不思議な感覚」のことを知っている。

†やさしい問題、むずかしい問題と「ふり」

私たちは普段、母国語である日本語が「わかっている」と思っている。しかし、もしそれぞれの言葉の意味を徹底的に突き詰めていけば、誰も実は日本語を「わかっていない」ことがわかる。「むずかしい問題」としての言葉の本質をつかんだ人は、いまだかつていないのである。

私たちは、ある問題が「やさしい問題」であるかのようにふるまうこともできるし、これらの問題をとてつもなく「むずかしい問題」として考えることもできる。「やさしい問題」として考えるモードも、「むずかしい問題」として考えるモードも、ちょうど一人の女の人が母親であったり、女学生であったりというようにモードを切り替えることができるように、普遍的な意味における「ふり」なのである。

世間で、「それは哲学の問題だよ」という評価（非難）がなされる時は、たいてい、普通には「やさしい問題」として流通している問題を「むずかしい問題」としてとらえ直すような思考の方向、「ふり」が非難の対象にされている。たしかに、「やさしい問題」として流通している問題を「むずかしい問題」として考えることを職業的にやるのが、哲学者の仕事かもしれない。しかし、私たち人間は、一人残らず、その気になれば「やさしい問題」を「むずかしい問題」として考えることもできる能力を持っている。「むずかしい問題」として考えることができるのにもかかわらず、あえてそうせずに、「やさしい問題」として扱う「ふり」をして、日常を生きている。

私たちは、常に何らかの「ふり」をして生きている。タクシーの中で会話をしている時も、教室で授業を受けている時も、教室で授業をしている時も、母親の時も、女学生の時も、言葉の意味を「やさしく」扱っている時も、「むずかしく」扱っている時も、常に何らかの「ふり」をしているのである。

†「ふり」をすることとコミュニケーション

このように人間の生活の至るところに「ふり」をするということが現れる背景には、常に、他者との関係が見え隠れする。

ある人が、公園のベンチにこしかけ、「木漏れ日」といった言葉の意味についてあれこれ考えていたとする。その時、その人は、言葉の意味に対して、それがむずかしい問題であるという「ふり」をもって接している。しかし、そこに友人が来て、「やあ、久しぶり。散歩かい？　どうだい、どこか食事にでも行かないか？」と言われれば、その人は、突然、言葉の意味を「やさしい問題」として扱わざるをえない状況に追い込まれる。「そうだね、じゃあ、久しぶりに、うなぎでも食べに行くか」と返事した時には、すでに、「久しぶりに」とは一体どのような意味なのかということをむずかしい問題として問いただすという態度は失われてしまっている。

言葉の意味について徹底的に考え抜いたヴィトゲンシュタインのような哲学者さえ、日常の生活の現場における言語の使用においては、おそらく、言葉の意味というものをやさしい問題として扱わざるをえなかったはずである。

それまで女学生のようにはしゃいでいた女の人が、自分の子どもが出現すると同時に母親になるのも、タクシーに乗った瞬間に、差し障りのない会話をする自分が出現するのも、ある人の心の状態に強烈な作用を及ぼす「他者」という存在がいてこそのことなのである。

私たちが、心の中で〈あるもの〉が〈あるもの〉であることをめぐる問題について、それをむずかしい問題として一日中考えるというようなことを決してせず、たいていの場合は「赤」とは何かわかりきったことのような「ふり」をしているのも、他者とコミュニケーションしなければならないという強烈な圧力があるからである。逆に言えば、心の中で

〈あるもの〉が〈あるもの〉であることについて思い悩むという態度は、他者とのコミュニケーションから外れて自分自身のプライベート（私秘的）な感覚に浸ることでもある。

自分の体験をプライベートなものとしてとらえる態度（ふり）と、他者とのコミュニケーションへ向かって開かれたものとしてとらえる態度（ふり）の間を行き来するということが、私たち人間の本質である。私たちが、クオリアや言葉の意味の問題を、やさしい問題としてもむずかしい問題としてもとらえることができるのは、まさにこのような「ふり」の自由な切り替えの能力の一つの現れなのである。

次の章では、以上述べたような私たちの「ふり」の能力と密接にかかわる、コミュニケーションを通して新しいものが生み出されるプロセスについて考える。

第6章　コミュニケーションから生まれるもの

†〈私〉という存在の多面性

　私たちの心の中で〈あるもの〉が〈あるもの〉であることの不思議さは、たとえば、子どもの頃、「ただいま」と言った瞬間に、その「ただいま」という言葉の響きや意味が、他者とのコミュニケーションという文脈から外れて感じられる、というような時に強く迫ってくる。

「た・だ・い・ま」という音の感じや、その意味を担っているクオリアの〈あるもの〉が〈あるもの〉であることが、とてつもなく不思議で容易に解きようのない難問として意識される。そのような瞬間は、人間が人間としてこの世界に生きていく中でも特筆すべき、かけがえのない瞬間である。言語や認知の問題に取り組む哲学者や科学者も、そのような瞬間があったからこそ、それぞれの探究の道に入っていったのかもしれない。

　その一方で、「ただいま」という言葉が、他者とのコミュニケーションで果たす現実的な機能は、むしろ〈あるもの〉が〈あるもの〉であることに関する疑問を封印することから生まれてくる。「ただいま」と言ったら、おばあちゃんが「おかえり」と言っておやつをくれる。「ただいま」という声を聞いて、猫がニャーと鳴きながら寄ってくるといった日常生活は、「ただいま」という言葉の意味の前にいちいち立ち止まっていては進行しない。

　一方で、言葉の意味の不思議さを探究することを知っている人が、もう一方では、言葉の意味に関する問いを封印して生きるというのは、見方によっては不徹底である。しかし、むしろ私たちは、そのようにして「ふり」を切り替えることで、うまく生きているのである。

　さまざま「ふり」をすることができる〈私〉という存在の多面性は、人間が社会的存在であること、他者とのかかわりあいの中に生きていく存在であることによって条件づけられている。私たち一人ひとりが多面性を持っているとすれば、それは、そのまま、私たちが他者とのコミュニケーションの現場において持つ多面性なのである。

†社会的な悪夢

アメリカの発達認知心理学の研究者に聞いた話で忘れられないことがある。アメリカ人の成人に、「社会的な意味で、もっとも悪夢と言えるような状況は何か？」というアンケートをとると、「多人数の前でしゃべること」という答えが返ってくるというのである。

私は、それを聞いて、はじめは、「それはないだろう」と思った。大体、アメリカ人は、人前でしゃべったり、パフォーマンスをしたりするのが大好きでたまらないようなやつばかりじゃないか。アメリカ人の中に、人前でしゃべることをそれほど苦にしている人間がそんなにいるとは思えない。そのように思った。

アメリカ人に限らず、成人して社会生活を送り始めると、次第に多人数の前でしゃべることに慣れてくる。私の場合、日本語でにせよ英語でにせよ、人々の前でしゃべることは、半ば職業生活の一部と化していて、もはやそれほどドキドキすることもアガることもない。私の友人のことを考えても、人前でしゃべることがもっとも悪夢的な状況だと考えているとは思えない。仕事上、あるいは生活上それほど人前でしゃべる機会がない人でも、それが社会的にもっとも悪夢的な状況であると答えるとは思えない。他に、いくらでも困った状況はあるのではないか……。

そこまで考えて、私はハッとした。自分の子どもの頃のことを思い出したのである。

小学生の頃、学級会などでクラスメイトの前に立ってしゃべらなくてはならなかったり、あるいは全校集会でマイクの前で何かひとことでも言葉を発しなければならなかった時、たしかに、そのしばらく前から足がガタガタして立っていられないほど緊張し、心臓がバクバクと鼓動した記憶がある。しゃべる時だけではない。人前で、自分の評価がかかっているようなことをしなければならない時、たとえば、運動会の徒競走のスタート前などには、人心地がつかないほどドキドキしたということを思い出した。今でこそ、人前で話すことをそれほど苦にしなくなったが、子どもの頃は、たしかに緊張した。そのことを思い出したのである。

†心の考古学

脳は、生まれ落ちた時から、生きるうえで重要な報酬が得られるように、神経回路網のつなぎかえを行っている。たとえば、お母さんの声がすると、やがてミルクをもらえるという経験を積み重ねることで、赤ちゃんの脳の中で、ミルクの味、お腹が空くこと、お母さんの声、要求が満足されることへの期待といった情報処理を行う神経細胞の結合パターンが変化していく。このような神経細胞の結合の変化が、すなわち学習である。

人間の場合、何が、生きるうえでもっとも大切で、切実な報酬であるかはハッキリしている。人間にとって、もっとも大切な報酬は、自分が所属する社会の構成員である他者からどのように評価されるかということである。文明が発達し、一人の人間が生きていけるかどうかを決めるもっとも重要な要素が、自然環境への適応から、社会における他者からの評価へと変化した人間においては、このような報酬の構造は自然である。

他者からの評価がもっとも大切な報酬であること、そして、そのことが、一人ひとりの心のあり方に多大な影響を与えることは、人間が社会的な動物であることを熟知した成人においてよりも、むしろそのようなことを十分に意識、言語化していない乳幼児においてこそ純粋かつ強烈な形で現れる。大人になって、スレてしまい、人前でしゃべることに何の緊張も感じなくなった人も、子どもの頃を思い出せば、大勢の人の前に立って膝ががくがくふるえ、声がかすれた経験が必ずあるはずである。

人は、常に何者かである「ふり」をしている。世界に対して、ある特定の心的程度を持ってのぞんでいる。人が、そのように一日中何者かである「ふり」をして過ごすのも、幼児期からの、他者からの評価を何よりも重要な報酬として認知プロセスを発達させてきた長い歴史を受けてのことである。

人間にとって、他者の存在がどれほど大切であるかは、自分の幼少期のさまざまな体験を振り返ってみればわかる。私自身、子どもの頃を振り返ると、あの頃にこそ、他者からの評価を切実な報酬として大切に感じるという脳／心の働きがもっとも純粋な形で出ていたように思う。幼少時を振り返れば、他者とのかかわりを切実に感じるという私たちの属性が純粋な形で取り出せる。個人の歴史における「心の考古学」の中に、人間の発達における他者の存在の重要性を考えるためのヒントが隠されているのである。

†見られること自体が報酬

乳幼児においては、しばしば、「大人に見られていること」自体が報酬となる。

「子どもにとっては、見られていないことは、起こっていないのも同じである」という警句がある。見られていなければ何をやってもいいという意味ではない。子どもにとっては、何かをうまくやっているところ、新しいことに挑戦しているところを大人に見てもらうことが、何よりも強くかけがえのない報酬になるということである。

たとえば、真夏のプールの飛び込み台の先頭に、女の子がいる。その女の子が、後ろにたくさん子どもが並んでいるにもかかわらず、「ママ、見て、見て！」と叫んでいる。そして、プールサイドにいて他のことに気をとられていた母親が自分の方を向いてから、ようやく飛び込む。女の子にとっては、自分の母親が見ていてくれなければ、せっかく飛び込んでも飛び込んでいないのと同じなのである。

あるいは、小学校の学芸会の自分の出番が来る前に、両親が見に来ているか心配で仕方のない男の子がいる。いよいよ出番が近づいてきて、舞台のそでから、一生懸命背を伸ばして客席をのぞき込む。やっと二人を見つけて、安堵する。男の子にとっては、せっかくの台詞も、演技も、両親が見ていないのであればやらないのと同じことなのである。

自分自身が、子どもの頃に、大人に向かって「ねえ、見て、見て」と言ったことがあるのを記憶している人、あるいは、周囲の子どもがそのようなことを言っているのを聞いたことがある人は多いだろう。

「子どもにとっては、見られていないことは、起こっていないのも同じである」という警句は、言い換えれば、「見られていなければ、『社会的に』起こっていないのも同じである」ということである。人間にとって、何かが起こるということは、それが「社会的に」起こるということであり、そのことが、もっとも純粋に現れるのが、子どもの頃になかば無意識に感じる他者の視線なのである。「子どもの成長を見守る」という表現が使われるが、子どもにとっては、文字通り、大人に見られていること自体が一つの報酬になるのだ。

泣いたり笑ったりすることの社会性

泣いたり笑ったりするということは、子どもにおいて、大人よりも頻繁に見られる感情の表し方であるが、ここにも、「他者に見られている」という意味での社会性が深くかかわってくる。

子どもが、道端で転んでひざをすりむき、血がにじんでくる。そのまま泣かずに一人で家まで帰って来るが、母親の顔を見た瞬間に泣き出す。このような現象は、しばしば見られる。

私たちは、こんな時、「母親の顔を見て安心して泣きたくなったんだね」などと形容するが、子どもがこのような行動をとるのも、泣くという行為がそもそも社会的にしか存在しえない行為、他者に見られることによってはじめて意味を持つ行為だからである。

子どもが泣くのは、他者である大人に助けてもらいたい、なぐさめてもらいたいからである。一人で道を歩いている時に転んで、いくら痛くても、そこに他者が存在しないのならば、泣いても仕方がない。もちろん、そのような計算を子どもが必ずしも意識してやっているわけではない。子どもは、泣くという行為が、保護者たりうる大人の視線に見守られることを前提にはじめて意味を持つものであることを本能的に知っているのである。

笑うことも、泣くことと同様に他者の視線を前提にした、社会的な行為だ。

生まれたばかりの乳児が、大人がほほえむとほほえみ返す能力を持っているという報告がある。人が生涯で体験するおそらくもっとも強烈な「笑い」の誘因は、幼少時に人にくすぐられることである。大人にくすぐられて、自分でもコントロールできないくらい強烈な笑いの発作に襲われた記憶は、誰にでもあるだろう。自分で自分をくすぐってもくすぐったくないことを考えてもわかるように、くすぐりもまた、私たち人間にとっての他者の存在の強さを表す現象である。単純な身体的反応にも見えるくすぐりによる笑いは、実はきわめて社会的な笑いなのである。

大人になっても、笑うことは泣くことに比べれば頻繁にある。コメディ番組で、笑い声を音声として入れておくと、視聴者もまた笑いやすくなる。この経験則は、アメリカのテレビ・プロデューサー、チャールズ・ダグラスが偶然に発見したと言われている。人は、他人がいるという状況において、はじめて笑うという「ふり」（心的態度）へと移入する。大人にとっても、他人に見られている、他者がそこに存在するという文脈は、笑いをはじめとするさまざまな行為がそもそも「社会的に」存在するための必要条件なのである。

†他人と違っているということ

他者の視線は、必ずしも正の報酬として機能するとは限らない。場合によっては、他者からの否定的な評価が、自分の存在をおびやかす脅威になることは、私たちの誰もが知っていることである。

他者からの否定的な評価が私たちの心に及ぼす影響を考えるうえでも、自分の子ども時代の体験を振り返る「心の考古学」が有効である。他者の評価の切実さは、そのようなものを熟知して対処する術を知った成人よりも、幼少時において、より純粋かつ痛切な形で現れるからだ。

たとえば、ものごころついた子どもにとって、「他人と違う」と他者から認知されること、あるいはそのように認知されていると想像することは、ときに、いても立ってもいられないほど強烈な心理的プレッシャーになる。

誰にでも覚えがあると思うが、学校に他の子と少し違う服を着せて行かされたり、遠足の時に弁当を広げたら、自分だけ海苔弁当で他の子はみなサンドウィッチだったり、あるいは、筆箱が、他の子は皆キャラクター付きの新しいものなのに、自分だけお下がりの布製だったりすると、それが気になって仕方がない。冷静になって考えてみれば、他人は自分が思うほど自分のことを気にかけてはいないものであるが、何か自分に関して変わったことがあると、あたかも周囲の子の目がすべて自分に集中しているかのようなプレッシャーを受けるという記憶は誰にでもあるはずであろう。

「違う」ことが気になるという気持ちは、自分自身や自分の持ち物だけでなく、自分と関係していて、自分と「一体」のものと他者からみなされてしまうような人物に対しても及ぶ。たとえば、自分の親と一緒にクラスメイトに会うのは、誰でも気恥ずかしいものである。特に、親が普通とは違う服を着ていたり、変わったふるまいをしたりすると、自分のことではないのに、恥ずかしい思いをする。授業参観の時に、自分の親がどのような格好をして来ているかということが気になって仕方がないという体験は誰にでもあるはずであろう。

このようなことは、他者の目を比較的強く気にするとも言われる日本の社会に特有の現象なのかといえば、そうでもないようだ。たとえば、この章の冒頭で紹介したアメリカ人へのアンケート結果について教えてくれたフランス系アメリカ人の研究者は、子どもがある時期、親である自分が友人の前でフランスなまりの英語をしゃべるのをとてもいやがったと言っている。「なぜ、うちのパパは他の子のパパと同じようなマトモな英語をしゃべれないの?」というわけである。

†関係性から生まれる個

以上のようなことを考えても、また、他のさまざまな日常生活の体験を考えても、人間にとって、自分が何者であるかという認識は、徹底的に他者の視線を前提にしたプロセスであると言える。成人になって、個が確立したように思われる場合にでも、私たちの自己の認識は、他者との関係によってかなり左右される。さらに突き詰めれば、自己という

「同一性」は、他者との関係性によって生み出されるものであるとさえ言えるくらいである。

私たちは、成人した後は多かれ少なかれ「本当の自分」という個が確立していると考えがちである。しかし、実際には、他者との関係性によって、まるで魔法のように新しい自分が生み出されるという現象は普遍的に見られる。関係性の数だけ自分があると言っても過言ではない。一つの「ふり」からもう一つの「ふり」へと切り替わる時、そこに新しい自分が生まれるのである。

たとえば、前の章で例として挙げた、タクシーに乗った時に運転手さんと会話を交わすといった状況では、それまでになかった新しい自分がその関係性の中で生み出される。友人宅で、友人の赤ん坊が泣き始めて、よしよしとあやす時、外国人に日本語で道を聞かれて、なぜか外国なまりのような日本語でしゃべってしまう時……。私たちは、関係性に応じて、その場その場で新しいパーソナリティ（ふり）を立ち上げるということを、日常生活の中で常にやっている。

Aという人が、Bという他者に接する中で、A′というパーソナリティを立ち上げる。すなわち、スキームで書けば、

(A) A′→B

のようなことを、私たちは常にやっているのである。私たちの脳の中には、このようなことを可能にするメカニズムがあらかじめ組み込まれているのである。

　この時、Bから見れば、AではなくA′こそがAという人の属性であると認識されるわけであり、また、Aにとっても、自分の中にA′という属性があったのだと自己認識されるわけである。

　どのような他者と関係を結ぶかによって、その時に生まれる新しいパーソナリティは、異なるものになりうる。たとえば、B、C、D……という異なる他者に対して働きかける場合、それぞれ、

(A) A′→B
(A) A″→C
(A) A‴→D
(A) A⁗→E

と異なるパーソナリティ｛A'，A''，A'''，A''''｝が生み出されることがありうる。
たとえば、結婚している女の人が、子どもに対しては母親の、夫に対しては妻の、母親に対しては娘の、そして友人に対しては一人の女の子のパーソナリティで接するなどというのはありふれた現象である。それぞれのパーソナリティである「ふり」をすること（そうしないこともできるのに、そうしていること）が、｛A'，A''，A'''，A''''……｝という異なるパーソナリティとして現れてくる。

これらのパーソナリティには、もちろん、一人の人間の異なる側面としての共通点があると同時に、その関係性の中でしか生まれてこないものもある。一人の人間という「個」が、他者との関係性に依存して生み出されてくるというプロセスを理解するうえでは、一つのパーソナリティが貫かれていると考えるよりは、関係性に応じて異なるパーソナリティが生み出されるという現象の方が本質的なのである。

もちろん、多面性があるとはいっても、最終的にはこれらの異なるパーソナリティは、〈私〉という単一の人格に統合される。右のスキームで（A）と書いたのが、その仮想される〈私〉という単一の人格であると考えてもよい。そもそも、そのような単一の人格が存在すると考えるべきなのかどうかということも、興味深い問題ではあるが、このことはもう少し後で議論したい。

†他者という仮想

右で議論したのは、AがBという他者とかかわる時にそこに新しいパーソナリティ（ふり）が生まれるということであるが、逆に、Bという他者の存在をAが見た時に、そこに、新しい属性B′が立ち上がるということがありうる。スキームで書けば、

A→B′（B）

ということが、認知の現場では頻繁に起こる。

前章で、「心の理論」（他者の心の状態を推定する能力）の問題を議論して、「普通の」子どもは四歳でその能力を獲得するが、自閉症の子どもはこの能力が欠けていると述べた。この知見は、さまざまな実験で裏づけられた、それなりに証拠のある事実であるが、しかしだからといって、「普通の」子どもや大人が、完璧な心の理論を持っているわけではない。

私たち一人ひとりの主観的体験は、それぞれの脳が生み出す脳内現象として、絶対的、原理的に孤立している。一般に、AさんがBさんのことを観察して、「あの人は今こうい

う気持ちだ」というように推定するという認知のプロセスは、必ずしもその人の心そのもの（B）を認知するプロセスではなく、Bからそれほどかけ離れてはいないが、微妙にずれている、B′を立ち上げるプロセスでしかないのである。

たとえば、いつもはニコニコ笑っている「いい人」（Bさん）が、ある晩に限って酒に酔って暴れたとする。どうしたのだろうと不思議に思っていると、後になって、実は仕事がうまくいかなくて自分でやっている会社が倒産しそうなのだと聞く。私たちは、そのような言葉を聞くと、ああそうか、それで彼はあんなに荒れていたのかと、「納得」する。「Bさんはこういう気持ちだったんだ」という「心の理論」が成立したというわけである。

しかし、このような時、本当にその人の心がわかったわけでは決してない。自分の経営している会社が倒産しそうな状態の時に、人はどのような気持ちになるのか、体験したことのない人には本当の意味ではわかりようがない。このような時、私たちが「わかった」というのは、とりあえずBさんといろいろなやりとりをする時の「これがBさんの気持ちだ」という仮説としてはそれなりに使えるような仮想（B′）を立ち上げているというだけのことなのである。

このような、AからBを見て、本来のBとは近いかもしれないし遠いかもしれない仮想（B′）が生起するという私たちの認知プロセスの特徴は、認知を「客観的な真実を正しく把握する」プロセスだと考える観点からすれば「失敗」である。しかし、このような「失敗」の中にこそ、そもそも私たちの心の中で〈あるもの〉が〈あるもの〉であること（同一性）が成り立つ際に不可欠な「生成」のプロセスの核心があるのである。

†仮想による創造

AがBを見た時に本来のBとは異なる何かが生まれるというプロセス

A→B'（B）

は、私たちの日常生活の中で、一個人（A）から他者（B）を見る際に、頻繁に起こっている。

個人から見た他者という場合に比べて、より大きなスケールでも、そのようなことが起こりうる。

たとえば、明治時代の日本人にとっての「ハイカラ」という概念は、ヨーロッパ（B）そのものではなく、当時の日本人（A）からヨーロッパ（B）を見た時に立ち上がる仮想（B'）であった。逆に、「蝶々夫人」や「ゲイシャ」といったイメージに代表されるヨーロッパから見たジャポニズムも、ヨーロッパ（B）から日本（A）を見た時に立ち上がる仮想（A′）であった。

本来の姿をなるべく正確に認識するのが正しいという考え方をとれば、そのような「本当の」姿からかけ離れた仮想は、排除されるべきものになる。明治の洋館建築、鹿鳴館スタイルなどに現れる「ハイカラ」なヨーロッパのイメージに慣れ親しんだ人が、実際にヨーロッパに行くとする。そこで「ホンモノのヨーロッパ」を知ってしまうと、日本という遠い東洋の地において生起している「ハイカラ」なヨーロッパというイメージは、日本人が勝手につくり上げたチャチなまがいモノにすぎないと否定的な評価に転じてしまう。

一方、「ホンモノの日本」を知る日本人にとっては、ヨーロッパの人々が抱いたジャポニズムという幻想は、本当の自分たちのイメージをねじ曲げた噴飯モノという感情が生まれる。「蝶々夫人」のような身勝手な幻想で日本を見るのではなく、本当の日本を知ってほしい、という言い方がなされる。

そのような考え方は一定の合理性を持つものであるが、一方で、あまり潔癖に「正確さ」を追求すると、私たちの認知のプロセスが持っている可能性、とりわけ、新しいものを生み出す生成の能力を否定してしまうことになる。というのも、

A→B′（B）

という形で、本来のBとは異なるB′という仮想を立ち上げるという能力こそ、私たちが、関係性の中で新しいものをつくり上げるメカニズムの本質があると考えられるからである。

†「MILK FANTASY」と『マタイ受難曲』

最近ではあまり見られなくなったが、一時期の日本では、ネイティヴスピーカーから見ればよく意味のわからない英語をプリントしたTシャツが少なからずあった。たとえば、「MILK FANTASY」などと水色の地に白でプリントしたようなデザインのTシャツである。その頃、英語を母国語とする国では誰も着ないような、意味の通らないTシャツを着ているのは恥ずかしい、というような論調があったように記憶する。

しかし、「MILK FANTASY」Tシャツをどう評価するかという問題は別として、ここに、何か新しいものが生み出されていることも事実である。当時の日本（A）から欧米（B）を見た時に、ちょうど明治期の日本人が「ハイカラ」という仮想を生み出したように、「MILK FANTASY」というTシャツが生み出されたのだとすれば、そこには、少なくともそれまで世界のどこにもなかった新しいものが出現していることになる。

「MILK FANTASY」Tシャツは情けないと思うかもしれないが、では、バッハの『マタイ受難曲』はどうか？　今日の私たちは、キリストの受難、そして復活といった一連の物語（キリスト教的世界）を、何となくヨーロッパのキリスト教文化、たとえば『マタイ受難曲』を通してイメージしているようなところがある。

しかし、考えてみれば、もし、中東の地で生まれた原始キリスト教の真の姿（B）というものがあるとすれば、『マタイ受難曲』は、バッハの時代のヨーロッパ、とりわけドイツ人が時間的にも空間的にも遠く隔たった宗教を思い立ち上げた仮想（B′）であろう。もし、「MILK FANTASY」Tシャツが、「洋風というのはこういうものだ」と当時の日本人が思いを寄せてつくり上げた仮想（B′）ならば、全く同じように、バッハの『マタイ受難曲』も、キリストの生涯とはこのようなものだったのだろうと思いを馳せてつくり上げた仮想（B′）にすぎない。「MILK FANTASY」Tシャツも、バッハの『マタイ受難曲』も、それが生み出される認知プロセスの本質に大差はないのである。

†個物の属性は、どのように成立するか？

ここで、AがBという他者に働きかける時、あるいはAからBという他者を見る時の

(A) A'→B
A→B' (B)

といったスキームにおいて、A、Bと表記される「本来のA」、「本来のB」がそもそも存在するのか、存在するとしたらどのような意味においてか、という問題を考えておく必要があるだろう。

問題の本質は、そもそも個物〈あるもの〉が〈あるもの〉であること)における属性が、どのように成立するかというメカニズムに関係する。

AからBという他者を見る場合、すなわち、

A→B' (B)

というスキームについて考えてみよう。

AさんがBさんのことを好きであるという場合、「好かれている」というBさんの属性は、Aさんとの関係性に即して生じていることを納得することはやさしい。Aさんから見ればBさんは好ましいかもしれないが、Cさんから見ればBさんはイヤなやつである、と

いうことはしばしばある。だから、「Bさんは好かれている」というBさんの属性は、関係性に依存したものであるということを受け入れることはやさしいだろう。

むずかしいのは、「美しい」、「頭がよい」、「性格がいい」、「背が高い」といった、一見客観的な属性として立ち上げることができるようにも見える性質も、また、関係性に依存するかもしれないということである。私たちは、これらの属性を、誰から見ても同じ属性、少なくとも多くの人がそうであると合意できるような属性であると考えがちだ。たとえば、「頭がよい」という属性は、誰からみても頭がいいのだ、と思いがちである。しかし、知性というものが、さまざまな関係性や文脈に依存することを考えると、実際には、「頭がよい」という属性も、また、「AさんがBさんのことを好きだ」という属性と同じように、関係性に依存していると考えた方がよさそうである。

最初から「これこれこの通り」という個物があるのではなく、個物は、その時々の関係性、文脈に応じて生み出されるという点に、どうやら本質がある。それは、自分が他者に対して働きかける場合においてもそうであるし、自分が他者を見る場合でもそうである。

私たちは、

(A) A`→B

および

A→B´（B）

というスキームから出発した。しかし、この（ ）の中の「本当の」Aや「本当の」Bが、そもそも存在するのかどうかは怪しい。思い切って（ ）をとってしまい、最初から〈あるもの〉が〈あるもの〉であること（個物）の属性は、関係性を通してしか生じない、すなわち

A´→B

および

A→B´

としてしか生じないと考えた方がいいかもしれないのである。

†コミュニケーションにおける生成

私たち人間は、一日中何かの「ふり」をしているようなものである。タクシーの中で、あたかもそれが自然なことであるかのように会話をする「ふり」をすることもできる。一つ一つの言葉の意味を、もし立ち止まって問い直せば、そこにはたちまち「むずかしい」問題が立ち現れるというのに、そのようなことに気がつかないかのように、あたかも言葉の意味などわかりきったことであるかのごとく会話を交わす「ふり」をすることもできる。

このような「ふり」の背景には、幼少時からの、圧倒的な「強化信号」としての他者の存在、そこからのフィードバックがある。いわば、私たちは、そもそもその誕生の瞬間から、他者とのコミュニケーションという文脈に組み込まれた存在なのである。そして、〈私〉という「個物」の属性は、このようなコミュニケーションの文脈から生成されてきたものなのである。このような生成は、社会的動物として生きる人間にとって、ごく自然な認知プロセスの一部として起こる。

認知プロセスにおける生成原理としてのコミュニケーションは、普通の意味での「人と人」の間のやりとりだけを意味するのではない。たとえば、一人の人間が自分自身を内省するのも、一つのコミュニケーションの形式である。「我思う、ゆえに我あり」という形でデカルトの命題を表した時、最初の「我」と二番目の「我」は違うかもしれない。「私は悲しい」と思う時、悲しんでいる私と、それを観察している私は、違うかもしれない。「我あり」という個物の「属性」も、「悲しい」という私の「属性」も、最初から存在していたのではなく、〈私〉と「私自身」のコミュニケーションの中から生成されてきたものと考えられる。

私たち人間にとって、〈あるもの〉が〈あるもの〉であることの起源を理解すること、すなわち、言葉の意味や、クオリアのユニークな質感や、〈私〉が〈私〉であることの根本原因を理解することがむずかしいのは、これらが、さまざまなものの間の関係性によって生成されたものであることに起因するのだろう。今までの人類の知的パラダイムが、こと生成の問題になると歯が立たないことがその根本原因であるかもしれない。〈あるもの〉が〈あるもの〉であることの根本原因を理解するためには、私たちは、コミュニケーションにおける生成というプロセスの本質を理解しなければならないようである。

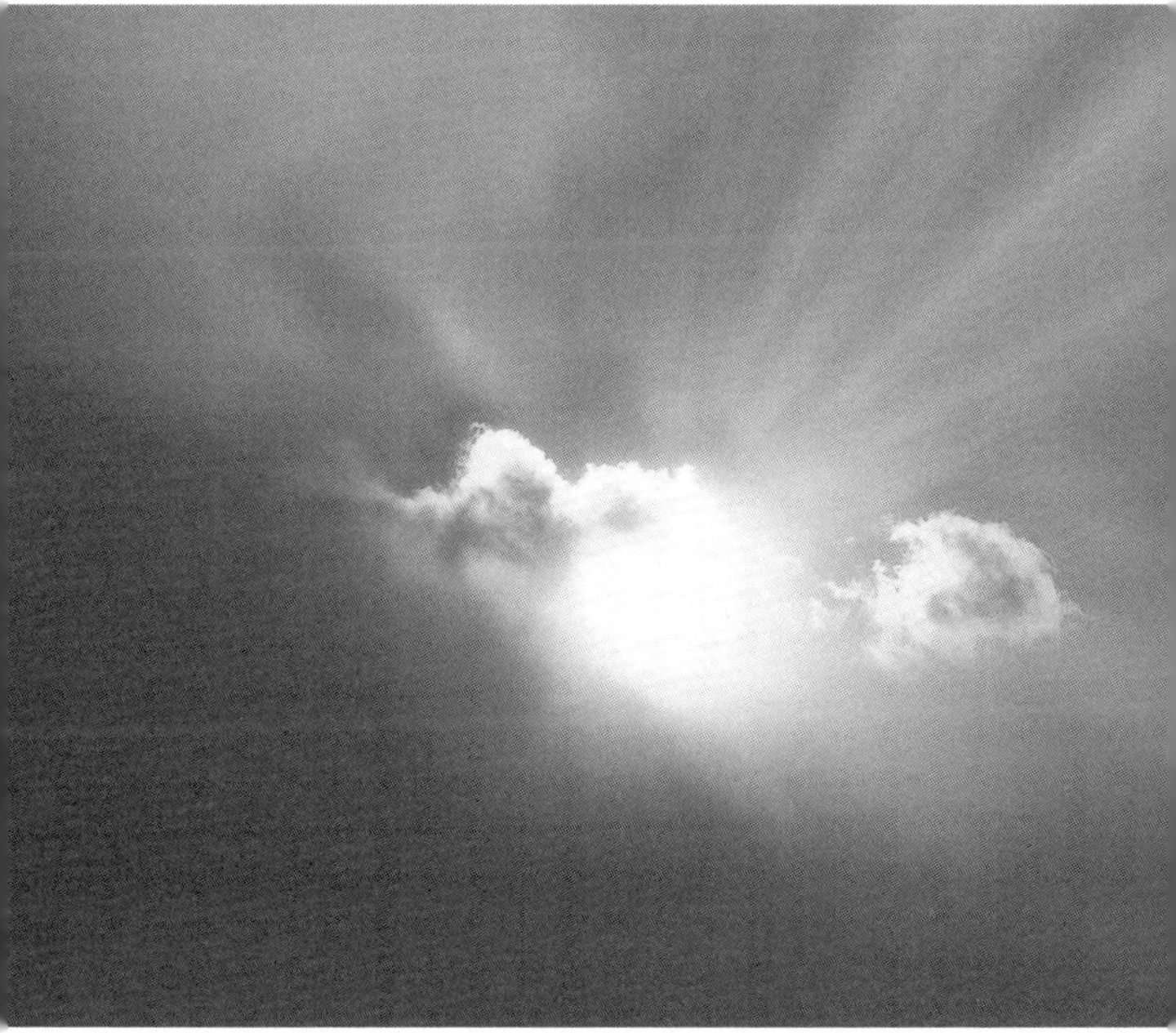

Ⅲ 意識を生み出す脳
――〈私〉とクオリアの起源

第7章 〈私〉の生成とクオリアの生成

†〈私〉が〈私〉であることとクオリア

私たちが、世界の中の個物を「クオリア」という形で認識していることとは、私たちの住むこの世界に関するもっとも基本的な事実である。

「ただいま」という音が、まさに「ただいま」でしかありえないように、あるいは、暗闇の中の「ギラギラ」した光が、まさに「ギラギラ」した光でしかありえないように、私たちは、意識の中で感じるものすべての〈あるもの〉であることを、ユニークな質感（クオリア）として感じている。私たちは、ギラギラ、キラキラ、ピカピカといった言葉による分節化以上のこまやかな「光の輝き」のニュアンスを、主観的体験の中でクオリアとして感じている。私たちが感じる世界の同一性を支えているのは、いわゆる言語ではなく、クオリアである。

もちろん、私たちは、意識で感じられるもの以外にも、膨大な無意識の情報処理が脳の中で進行しているということを知っている。しかし、私たちが意識できる世界は、すべてクオリアから成り立っている。第1章でも議論したように、「Aさんがこの時間は家にいることを知っている」という心の状態と、「Aさんがこの時間は家にいることを信じている」という心の状態の差は、クオリアとしての差である。このような、微妙なニュアンスの差を通して、私たちは世界を認識し、理解している。

私たちが世界をクオリアを通して感じ分けているということは、〈私〉が〈私〉であることの核心部分に触れることのようである。私たちが、心の中で、「キラキラ」、「ギラギラ」といったクオリアを感じる時、あるいは、「ただいま」という言葉の不思議な響きに注意を向けている時に、〈あるもの〉が〈あるもの〉であることがどのように成り立っているかという問題は、そのことについて真剣に考え始めた瞬間、私たちを不安にさせる。

第2章の最後でも触れたように、〈私〉が〈私〉であることの不安と、私たちがクオリアを感じるということを突き詰めていった時に生まれてくる不安は、どこか深いところで通じている。暗闇に光るオートバイのヘッドライトを見る時、私たちはそれがあたかも世界の中に最初から存在していたように思ってしまうが、あくまでも、その「キラキラ」、

「ギラギラ」というクオリアを感じているのは〈私〉である。クオリアという同一性を支える構造は、それを感じる〈私〉という主観性の構造と対になって、はじめて意味を持つのである。

†クオリアと〈私〉の相互依存

私たちが感じるクオリアが、〈私〉という主観的体験の枠組みと無関係には存在しえないという事実は、次のようなことを考えてみてもわかる。

夜空の星を見上げるAさんの脳の中で神経細胞が活動し、その結果「キラキラ」としたクオリアが感じられたとしよう。このクオリアは、網膜から視床を経て、大脳皮質の後頭葉の視覚領域に至る一連の神経活動によって生み出される。この時、Aさんにとって、暗闇の中で「キラキラ」光るクオリアのユニークな同一性（〈あるもの〉が〈あるもの〉であること）は、それを疑うことができない、切実な事実である。Aさんにとって、その中に星空も含むこの世界は、Aさんの脳の神経細胞がつくり出すさまざまなクオリアの同一性によって支えられている。

一方、Aさんの脳を客観的な立場から観察するBさんにとってはどうだろうか？

仮に、BさんがAさんの脳の神経活動を、何らかの方法で詳細に観察できたとしよう。

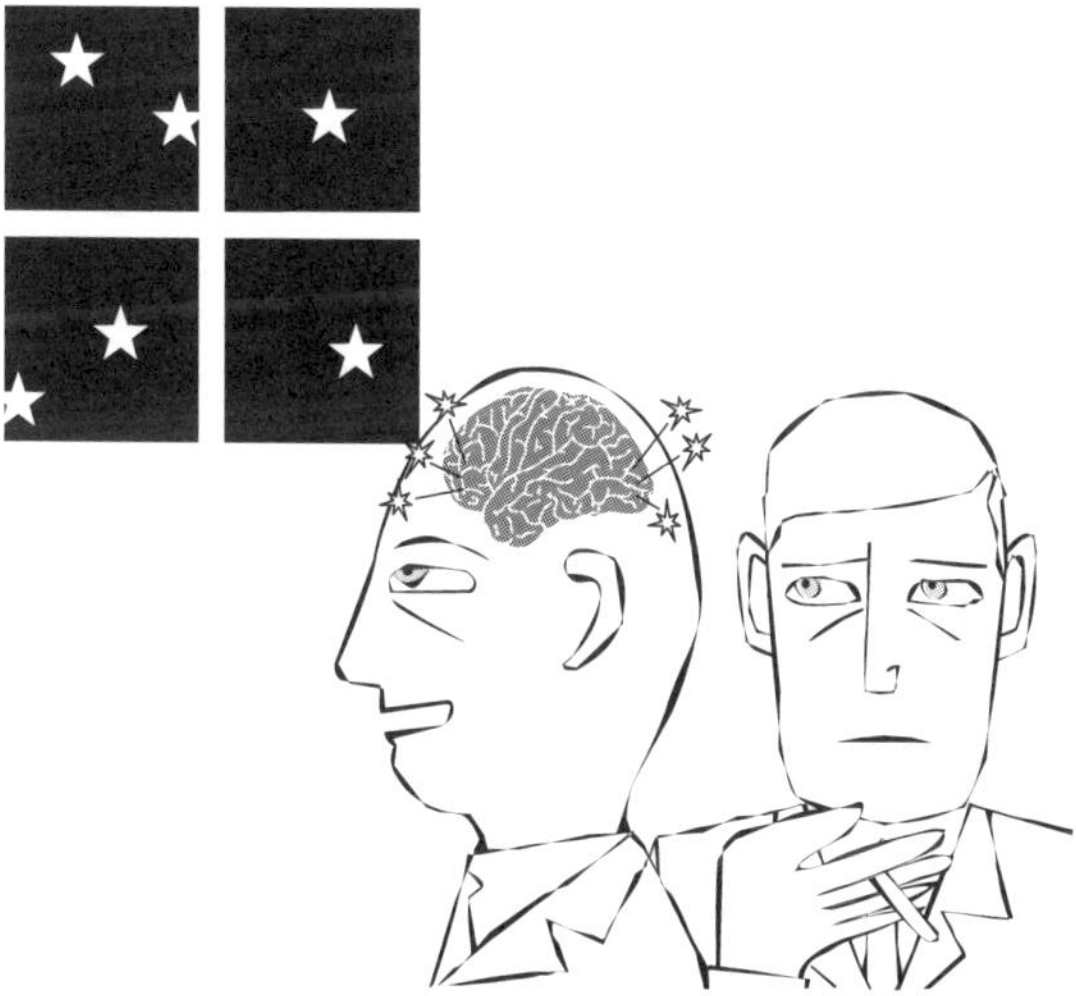

図７　「星を眺めるＡと、Ａの脳を観察するＢ」の思考実験

この時、Ａさんの脳を観察しているＢさんの主観的体験を支えるクオリアを生み出しているのは、Ｂさん自身の脳の中の神経活動である。Ｂさんにとっては、Ａさんの脳の一〇〇〇億のニューロンの活動をすべて見渡せたとしても、そこに、どのようなクオリアが生み出されているのか、直接的には明らかではない。

Ｂさんが神経活動からクオリアが生み出される法則についてかなり詳細な知識を持っていたとして、Ａさんの脳の神経活動を観察し、そこに「キラキラ」としたクオリアの同一性が生み出されているのを見出したとしても、それは抽象的な理論の演繹によって生み出された結論にすぎない。

Aさんにとっては、一連の神経活動が、キラキラというクオリアに自然で切実な体験として変換されるのに対して、Bさんにとっては、Aさんの脳の神経活動が自分のクオリア体験へと自然に変換されることはありえないのである。

ある人にとって、その人の脳の神経活動が生み出すクオリアに支えられ、どれほど切実な同一性が立ち上がっていても、別の人にとっては、その同一性は存在しない。あるクオリアがあるクオリアであることは、それを感じる主観性（どの人がそれを感じているか）に依存してしか成立しえない。

第1章でも議論したように、物理学という世界の見方においては、原子のような物質の基礎をなす単位の同一性は、どのような視点をとるかということと無関係に成り立つ。それに対して、私たちが感じる世界の最小の単位であるクオリアは、それを感じる〈私〉という制度（存在）を前提として、それと不可分のものとしてしか成立しえない。

クオリアと、それによって支えられる同一性の構造は、〈私〉という主観性の構造に全面的に依存して成立しているのである。

一方、〈私〉という主観性の成り立ちは、逆に、その心の中で生み出されるクオリアに強く依存している。朝、目が覚めて、脳の神経活動があるしきい値を超えた時に、そこに出現するのは〈私〉という主観性の枠組みの中に束ねられたさまざまなクオリアの体験である。クオリアの体験の集合そのものが〈私〉であると言ってもよい。何らのクオリアも感じない〈私〉という状態は、考えにくい。ひょっとしたら、仏教における瞑想体験の一段階として、そのような〈私〉の状態があるというような考え方が可能かもしれないが、そのような仮説を無条件に受け入れることがむずかしいくらい、〈私〉という存在が成立するうえで、何らかのクオリアの体験が進行しつつあるということは不可欠である。

どうやら、〈私〉という主観性の構造と、その私の心の中で生み出されるクオリアは、お互いに強く依存し合い、絡み合っていて、ほとんど一体のものと言ってもよさそうである。

†モーツアルトの創造性

それでは、〈私〉という意識が生み出されるプロセスと、意識の中でクオリアが感じられるプロセスは、どのようにかかわりあっているのだろうか?

一番大切なことは、クオリアも、〈私〉も、世界の中に最初から存在するものではなく、脳の神経活動を通して生み出される(生成される)ものであるという事実を認識することである。〈私〉という存在も、私たちの心の中で感じられるものの同一性(〈あるもの〉

が〈あるもの〉であること〉も、最初から世界の中に存在するのではなく、むしろ、その瞬間瞬間に新しく生み出されつつあるものなのである。

そもそも脳は、「意識」という、それまで世界のどこにも存在しなかったものを生み出す臓器である。朝になり、脳の神経活動がある一定レベルに達すると、突然、そこに鮮明なクオリアに満ちた主観的体験が生まれる。ガラス窓を通してまぶしい朝の光が差し、コーヒーの香りが漂い、顔に当たる水が冷たい。このように、それまで何もなかったところに、クオリアに満ちた主観的体験が生まれるという事実自体が、脳をめぐる、そして私たちの心をめぐる最大の驚異である。

脳の本質が生成であるという言い方を、少し大げさであると感じる方がいるかもしれない。しかし、脳は生存に有利なように外界から入った情報を処理する機械であるというような機能主義的な見方よりも、脳は生成する臓器であるとする見方の方が、おそらく脳の本質を、とりわけ、私たちがこれから解明していくべき脳の謎の本質を衝いている。

科学は、いつでもどこでも成立する普遍的な法則を求めて発展してきた。脳科学も、基本的には、誰の脳にでもあてはまる事実、法則を求めて発展してきた。しかし、脳の生成作用が本来持っている可能性を評価するという目的のためには、むしろ、例外的な事例の方が本質的な問題を提起してくれる。

モーツアルトは、交響曲全体を一瞬のうちに構想したと言われている。にわかには信じがたいが、彼が実際に作曲に費やした時間と、つくり出された曲の質と量とを比較すれば、「一瞬のうちに構想する」という表現も、それほどの誇張ではないように思われてくる。

モーツアルトの脳は、きわめて稀にしか現れない例外的なケースではあるが、やはり一つの脳であることには変わりがない。脳であることには変わりがない以上、モーツアルトの驚くべき創造性を支えたのも、神経ネットワークの中の物質的過程であったということになる。したがって、モーツアルトのような天才の創造性を説明することも、本来は脳科学のテーマでなければならない。少なくとも、モーツアルトの創造性のメカニズム（生成のメカニズム）を説明できなければ、脳という臓器が本来持っている潜在的能力のすべてを理解したことにはならない。

何よりも重要なことは、モーツアルトのように異例な生成作用のケースは、人間の脳全体が持っている生成作用の延長線上にあるのであって、何か全く新しいものがそこに現れているわけではないということを認識することである。モーツアルトという現象を、私たちの日常生活から切り離された特別な領域に属するものとみなすことは問題の解決にはならない。目が覚めた瞬間に〈私〉が生まれ、そしてその〈私〉が時々刻々さまざまなクオリアをその心の中に感じるという事実に現れている生成作用の中にこそ、モーツアルトを云々するまでもない私たちの脳の働きの驚異が見出されるのである。

†乳児が他者の心に気がつく瞬間

〈私〉は、間断なき生成の作用を通して常に変化する存在である。

第5章と第6章では、〈私〉という主体の態度（ふり）が、とりわけ他者との関係性を反映してやわらかに切り替わるプロセス、さまざまに異なる〈私〉が、他者との関係性を反映して生成されるというプロセスについて考えた。

私たちにとって、関係性を結び合う他者は大切な存在である。私たちの心の中で、他者がどのように認識されているかという問題を考える時、関係性を反映した「生成」の問題が本質的な役割を担ってくる。

乳児が、発達の過程で他者の心の存在に気づくのは、たとえば、泣くといつもミルクをくれるお母さんが、その時に限って、機嫌が悪かったのか、忙しかったのか、なぜかミルクをくれなかったというような時ではないかと考えられる。泣けば必ずミルクをくれるという、いわば母親が自分の身体の延長、道具となっている場合には、それが他者であるという認識が生じる余地がない。泣けばミルクをもらえるという連合の期待が裏切られてはじめて、乳児は、母親というものが自分とは異なる意志を持った独立した存在＝他者であることに気がつき始めるのである。

ここで立ち現れる他者とは、すなわち、容易にその意図が予想できない、しかしだからこそかけがえのない存在としての他者である。実際、私たち人間にとって、社会の中で出会う他人の心は、環境の中でもっとも予想することがむずかしい、しかし深い関心を持たずにはいられない存在である。そのような存在として他者を受け入れる認知能力の発達の過程で、母親に対する期待が裏切られるという体験は、非常に大きな意味を持つ。

ここで重要なのは、他者が、自分の期待を裏切るかもしれないという認識は、「可能態」におけるものでよいということである。常に確実に自分を裏切るような他者は、もはや切実な他者性を失ってしまう。もし、いくら泣いても母親がミルクをくれないということがわかってしまったら、幼児は、もはや母親に期待しなくなってしまうだろう。

†脳が自律的に生成する他者

成人にとっても、いつも自分の期待を裏切るような他者は、「あの人はそういう人だ」というように確定的な判断が成立するだけで、もはやかけがえのない他者性を失ってしまう。やはり、他者がもっともかけがえのない存在であるのは、その人が自分を裏切るのが、あくまでも可能性の領域にとどまる時なのである。

私たちにとって、他者とは、本質的に断絶している存在である。この、断絶の問題を突き詰めていくと、結局、私たちにとっての他者とは、他人というものそのものをそのまま受け止めて認識される存在ではなく、むしろ、かかわりの中で、脳が自律的に生成する仮想であるという結論へとつながる。

幼児にとって、泣いても母親がミルクをくれなかったという体験を生まれてはじめてした時、その時に立ち上がる他者としての母親というイメージは、基本的に外から来るものではなく、自分の脳の中で自律的に生み出すしかないものである。なぜならば、他者の心は、まさに不確実なものであるからこそ、それがどのようなものであるかという表象は、自分の脳の中で生成するしかないものだからだ。

このような生成を支える脳内プロセスは、大脳辺縁系を中心とする情動系の働きや、神経細胞の間のシナプス結合の変化（＝学習）に支えられて生じている。

他者を含め、生まれ落ちて育っていく中で出合うさまざまな未知の現象、不確定な現象に対処していくうえでは、このように、自律的に自己の中で同一性〈あるもの〉が〈あるもの〉であること）を生成することが不可欠である。第6章で議論した、AからBという他者を見た時、B′という仮想

A→B`(B)が生まれるという機構は、泣いても母親にミルクをもらえなかった乳児の心の中に、すでに成立しているのである。

†ダイナミックに変化する〈私〉

他者というかけがえのない存在とのかかわりは、たとえば、乳児の時の母親との関係の中に始まる。他者とのかかわりの中に、〈私〉という存在が生まれ、そしてその〈私〉の心の中のさまざまなクオリアを通して、他者をその中に含む世界が認識される。その際、私たち人間の認知過程の至るところに、「生成」の問題が顔を出してくる。〈私〉を変化させていく脳内の「生成」のプロセスは、ミルクを求めて泣く乳児においてすでに顔をのぞかせている。

〈私〉という存在は、他者とのかかわりの中でダイナミックに変化していく存在なのである。

誰でも、小学校入学の時の自分が、どのような存在であったかということを「あの時、私はこうだった」という形で覚えている。そのような自分が、小学校という新しい環境の中で、どのように変化していったかも覚えている。そのような記憶によって支えられた「同一性」の系譜によって、「小学校入学の時の私」と、「今の私」は同じ〈私〉であると思いこんでいるのだ。

しかし、冷静になって考えてみれば、成長の過程を通して、〈私〉は人とのかかわりの中であまりにも劇的な変化を遂げている。以前の〈私〉と今の〈私〉は、はたして同じ〈私〉なのだろうか、といぶかしく思われるほどである。記憶や意識の連続性があるからこそ同じ〈私〉だと思っているが、あの時の〈私〉は、今の〈私〉とはたして同じ〈私〉であろうかと疑問に思われるほど、実際には激変している。

私には、小学校入学初日のオリエンテーションの時間の記憶がある。担任の先生が説明をしていて、その間、私はほおづえをついていた。そうしたら、先生が私の方を見て、「ぼく、たいくつしちゃったかなあ?」と聞いた。初日なので、保護者も教室の後ろにいて、みんなが一斉に笑った。その時の、顔が火照るほどの恥ずかしい気持ちを、私は今でも鮮明に覚えている。あの一件が強烈な印象に残って、私はそれ以来少しは行儀よい小学生になったように思う。

誰にでも、自分を変えた他者とのかかわりについての思い出があるはずだ。それほど劇的なかかわりではなくても、私たちは、毎日の穏やかな他者とのかかわりの中に少しずつ変化していき、気がつくと、前の自分と同じ自分とは思えないほど違う自分に変わってしまうのである。

このような変化をもたらす脳の神経機構においては、とりわけ、扁桃核などからなる大脳辺縁系のドーパミン細胞を中心とした報酬系の役割が大きいことがわかっている。特に、他者との関係性など、社会的な報酬、情動に関するプロセスは、ドーパミン細胞からの結合を受け取っている前頭葉の前頭眼窩皮質の役割が注目されている。

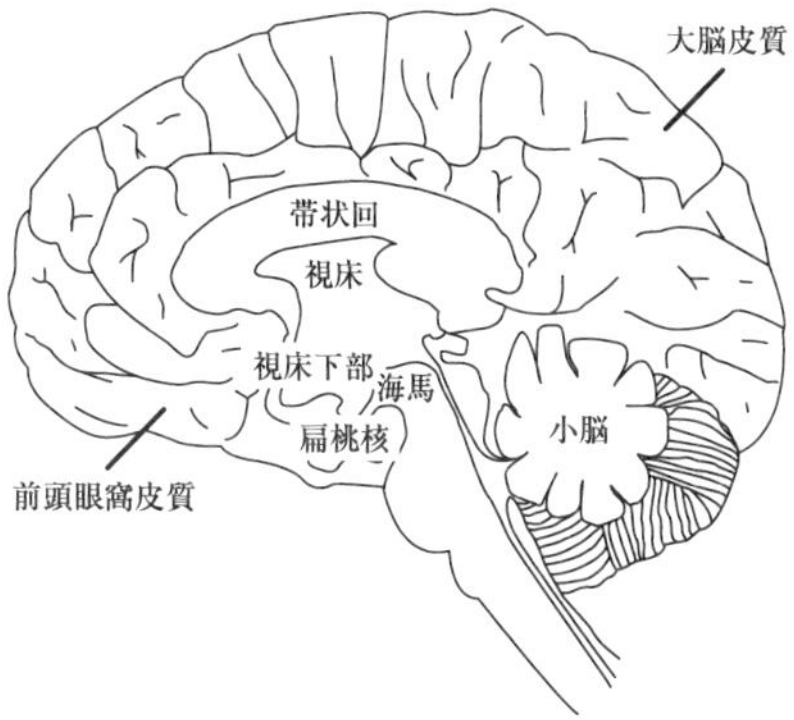

図８　大脳辺縁系と前頭眼窩皮質

第６章でも議論したように、高度の文明を発達させた人間にとって、生存の条件、よりよく生きることの条件は、自然環境への適応ではなく、社会の中での他者との関係性の中で決まってくる。〈私〉という存在が、他者とのかかわりの中でまるで錬金術のように変化をとげてしまうのは、〈私〉という存在の社会的成り立ちを考えれば当然のことなのである。

†クオリアの生成作用

〈私〉は、他者と結ぶ関係性の中でダイナミックに変化していく。一方、その〈私〉の心の中で感じられるクオリア（〈あるもの〉が〈あるもの〉であること）も、脳の中のダイナミックな神経機構を通して生成されてくる。脳の神経細胞は、外界から刺激が入力する以前に自発的な活動を行っている。

近年の脳科学の知見により、この自発的活動の中に、外界から刺激が入力された時に喚起される状態が、すでに存在していることがわかってきた。脳は外界からの刺激を単に受け止める存在ではなく、むしろ、脳の中に自発的に生成されるいくつかの状態のレパートリーがあって、刺激がきっかけとなり、そのレパートリーの中からあるものが選択されるのであろう。私たちの感じることのできるクオリアのレパートリーは、脳の中の自発的な生成のプロセスによってあらかじめ決まっていて、外界からの刺激がきっかけとなってそのうちのあるものが選択されるにすぎない、ということが明らかにされてきたのだ。

外界からの刺激が、クオリアを直接生み出すのではない。外界からの刺激は、脳の中の自発的なクオリア生成のプロセスを条件づけ、導く役割を担っているのである。

言葉もまた、脳の自発的な生成のプロセスを象徴する存在である。第2章や、第4章で議論したように、言葉は、それを構成する音声、視覚イメージや、その意味を含めて、それが私たちの意識の中で把握される限りクオリアである。

本の朗読をしている場合には、私たちは、これから自分が読み上げる文章をあらかじめ見て知っている。こんな文章は読みたくないなあと思う場合は、その部分をカットすることもできる。

しかし、友人との話に夢中になっている時、私たちは、自分がこれから何を言うのか、具体的にわかっているわけではない。朗読している本の文章を眺めるような形では、自分のしゃべる言葉を把握してはいない。もちろん、大体このようなことを言おう、といった方向性は意識しているが、具体的にどのような言葉の列が自分の口から出ようとしているのかは、事前にはわからない。だからこそ、話してしまってから、しまったと思うことがあるのだ。

もちろん、脳の中の神経細胞のメカニズムから見れば、言葉は、一連の因果的なプロセスの中で生み出される。しかし、私たちはそのプロセスの詳細を意識することはできない。言葉は、私たちが意識的にコントロールできないような過程を経て、この世に生み出されてくるのである。

†生成を支える脳のしくみ

ダイナミックに変化する〈私〉、そして、その〈私〉の心の中で感じ取られるクオリア。脳が持つ、このような生成の能力は、たとえばコンピュータのような人工機械との比較の中で明確になってくる。

今日、私たちのまわりにあるコンピュータは、ある決まったルールに基づき情報を加工、処理することは得意であるが、何かを「生み出す」ということに関しては、ほとんど無力である。コンピュータに限らず、今日までに私たちがつくり出してきた人工機械は、固定化された文脈（コンテクスト）の下で何らかの機能を果たすことは得意であるが、設計者が予定していないようなものを生み出すことはできない。必ずしも、原理的にできないというわけではないが、何かを生み出すような形で設計がなされていないのである。

今日のコンピュータの動作原理を理論的に整備したのは、チューリングである。チューリングのモデルでは、コンピュータはある定められた計算を行うプログラムを実行するのみであり、そこに何か新しいものが生み出されるメカニズムは存在しないし、考慮されてもいない。このように、定められた計算を効率よく行う機械としてのコンピュータと比較した場合、脳の著しい特徴は、「ある計算をやっている」というコンテクストから外れた神経活動が多く見られることである。

ある試算によれば、すべての神経活動のうち七〇パーセント程度は、「今この神経細胞はこんな計算をしている」というような特定のコンテクストでは説明できないような活動をしている。このような、通常は「ノイズ」として片づけられてしまうような神経活動が、私たちの脳の持つ生成作用を担っていると考えられる。

コンピュータには、このような、その時々に行われているコンテクストから外れた素子の活動は一切存在しない。実際、もし、コンピュータのCPUの素子が、三〇パーセントどころかたとえ〇・〇一パーセントでも設定された計算のコンテクストから外れた動作をした場合、そのようなコンピュータは、何かを生成するどころか、全く何の役にも立たない誤動作をしてしまうだけであろう。チューリングマシンのパラダイムの下では、ある計算のコンテクストからはずれてしまう活動は、ノイズということになってしまう。ノイズは、設定されているコンテクストの計算を破壊する悪者にすぎない。

一方、脳は、あらゆる部位があらゆる部位といくつかのシナプス結合を介せばつながってしまうというアーキテクチャー（構成）を持っている。そのことからも明らかなように、ある神経細胞の活動が同時に複数のコンテクストを担う、という状態が常に生じていると考えられる。別のコンテクストの介入によって、あるコンテクストの下での計算は変化を受けるが、その介入を、目的としていた計算の破壊ではなく意味のある生成として取り込めるような工夫を、脳は長い進化の過程で獲得してきたのだろう。

たとえば、青森出身の人が、故郷の母親から送ってもらったリンゴを見ているとする。この時、リンゴという情報の入力処理にかかわる神経細胞は、「リンゴの入力の、視覚情報としての処理」というコンテクストに加えて、「リンゴが好きか嫌いか」、「そのリンゴは、誰からもらったものか」、「故郷のリンゴ畑の白い花の思い出」、「リンゴの香り」といった、さまざまなコンテクストを反映して活動している可能性がある。第3章で議論したように、このようなコンテクストが反映された結果生じる神経細胞の活動を、私たちはリンゴにまつわる一つのコンパクトなクオリアとして感じる。

これらのコンテクストは、むろん、脳の中である程度異なる領域において担われる傾向はある。しかし、脳のどの領域も他の領域といくつかのシナプス結合を介してつながっているというアーキテクチャーを考えれば、これらのコンテクストを完全に分離することは不可能である。脳は、むしろ、これらの複数のコンテクストを一つの神経細胞の活動に同時に反映させることによって、頭蓋骨の内部の限られた空間の中で高度な情報処理を実現させているのだと考えられる。

複数のコンテクストを担った神経細胞の活動を、ある特定のコンテクストだけで解析すれば、他のコンテクストを反映した活動は「ノイズ」だということになってしまう。しかし、実際には、ある特定の神経細胞が、一見ノイズに見える複数のコンテクストを担うことによって、脳は新しいものを生み出す生成の能力を実現させていると推測される。私たちは、まだこのようなプロセスの設計原理を理解していない。

生成は、複数のコンテクストが交錯するところに成立するのである。

†脳は変化する

脳の中で、ある神経細胞の活動に複数のコンテクストが反映されているということは、〈私〉という主観性の枠組みと、その〈私〉の心の中でクオリアが感じられるということ（それによって、〈あるもの〉が〈あるもの〉であることが成立すること）の関係性を考えるうえで重要な意味を持つ。

〈私〉はダイナミックに変化する存在である。そのダイナミックな変化は、脳の神経細胞の活動が引き受けるさまざまなコンテクストの交錯によって引き起こされる。

目の前のリンゴをつかんで食べてしまおうかどうかという判断は、「それがリンゴとして知覚される」、「今、お腹が空いている」、「食べる前に、リンゴをしばらく見ていたい」、「そろそろ、友人との待ち合わせのために外出しなければならない」といった、複数のコンテクストを総合的にまとめあげてはじめて成り立つ。このような複数のコンテクストを統合した結果を一つのクオリアとしてコンパクトに把握し、判断を下すのが〈私〉である。そのような判断の積み重ねで、〈私〉は確実に変わっていく。

シナプス結合の両側で、神経細胞が同時に活動すると、そのシナプス結合が強化されるというのが有名な「ヘッブの法則」である。脳の「学習」を問題にするとき、私たちは、勉強をしているとか、何かを覚えようとしているとか、いわゆる「学習」として囲い込まれた領域のみを対象として考えがちだが、もしヘッブの法則が正しいとすれば、脳の至るところで、一〇〇〇億の神経細胞が自発的に活動することに伴って、シナプス結合が半ば偶然的に、半ば必然的に変化し続けていることになる。いわゆる学習（シナプス結合の変化）は、脳の至るところで、常に起こり続けているのである。

乳児が母親にミルクをもらえなかったり、あるいは思春期に失恋したりすると、とりわけ強い神経細胞の活動が起こり、脳の情動系が活動し、特に強いシナプス結合の変化が起こる。そのような劇的な変化から、より穏やかな、絶えず起こっている変化まで、さまざまな変化が重層的に積み重なって、〈私〉という存在は変化していく。その結果、高校を卒業する時の〈私〉は、小学校に入学する時の〈私〉とは、全く違った〈私〉になっているのである。

†クオリアの支える継続性

ほとんど別人になってしまうのではないかと思われるほどのダイナミックな変化にもかかわらず、〈私〉が、終始一貫した〈私〉、同じ〈私〉として感じられるのはなぜか？　ここで、クオリアが支える〈あるもの〉が〈あるもの〉であることの継続性、一貫性が重要な意味を持ってくる。

クオリア自体も、さまざまなコンテクストを反映する、外界からの刺激に条件づけられた神経細胞の自発的活動によって生じる。それにもかかわらず、あるクオリアは常にそのユニークな質感とともに、まさにそのクオリアとして感じられる。

小学校に入学した時の〈私〉と、今こうしてこの本を書いている時の〈私〉は同じ人間とは思えないほど変わっている。しかし、晴れた空を見上げる時、その〈青のクオリア〉は、小学校入学時の〈私〉にとっても、今の〈私〉にとっても、同じ〈青のクオリア〉としてユニークに心の中で成立している。砂糖の甘さは、お菓子が好きだった小学校入学時の〈私〉にとっても、今の〈私〉にとっても、同じ〈甘さのクオリア〉として感じられている。

もちろん、空の青さから連想されるものや、砂糖の甘さを好ましいと思うかどうかといった派生する感情は〈私〉の変化とともに変わっていく。しかし、〈青のクオリア〉や、〈甘さのクオリア〉自体は、ダイナミックに変化していく〈私〉の中で、基本的に同じ、ユニークな〈あるもの〉であることとして感じられている。

空の青さ、砂糖の甘さ、何かがうまくいった時の喜び、うまくいかなかった時の失望、紙の手触り、水がのどを通っていく時の感触、毛布に包まれた暖かさ、風がほほをなでる感触。これらのクオリアが、劇的に変化していく〈私〉の中で、同一のユニークさを維持しているからこそ、〈私〉は、変化していくにもかかわらず、世界を、そして自分自身を、継続性の中に把握し続けることができる。

このように考えると、〈私〉が他者、そして世界との関係性を通して絶えず変化していくことと、その〈私〉の中で感じられるクオリア（〈あるもの〉が〈あるもの〉であること）とは、ちょうどコインの表裏の関係にあり、両者が抱き合わせになって、〈私〉というシステムがうまく機能していることがわかってくるのである。

次の章では、変化する〈私〉の中で同一性を維持、保証する形式としてのクオリアについて、機能主義との関係性に考慮してさらに考えていきたい。

第8章　意識はどのように生まれるか

†ありふれた疑問への回帰

ここまでの議論の中で、問題になってきたことは主に二つある。

一つは、「ただいま」という言葉や、「ギラギラ」、「キラキラ」といった質感のように、私たちの心の中で〈あるもの〉が〈あるもの〉であること＝クオリアが成立しているプロセスである。

もう一つは、クオリアを感じる〈私〉という存在が他者とのかかわりの中でどのように生み出されていくか、その関係性からの生成のプロセスである。

第7章では、他者との関係性を受けて、ダイナミックに変化する〈私〉の中で、同一性、継続性を担っているものがクオリアなのではないかという見通しを立てた。

クオリアを感じること、〈私〉が〈私〉であることについて思い悩むというのは、ある意味では、きわめて素朴な問題意識である。誰でも子どもの時に、今、自分の目の前にあるコップの、この透明な感じは一体何なのだろう、と疑問に思ったことがあるだろう。あるいは、シャボン玉をふーっとふくらませる時の、あのほっぺたの感じはどこから来るのだろうとふと思ったことがあるだろう。朝起きて、しばらく毛布の中から出ないでじっとしている時に、目のすぐ前にある毛布のけばけばが朝の光を浴びて逆光で浮かび上がるあの感じは一体何なのだろうと、不思議に思ったことがあるだろう。

〈私〉が〈私〉であることの不思議さも、子どもの頃からなじみの深いものである。なぜ、私は今ここにいるのだろう？　なぜ、このお母さんとお父さんの子どもとして生まれてきたのだろう？　人間は、生まれる前はどこにいたのだろう？　死んでしまったら、どうなるのだろう？　なぜ、私は、世界中の他の誰でもなく、まさにこの私として生まれてきたのだろう？　このような問題を、一度でも考えたことがない人はまずいないに違いない。

私自身は、一九九四年二月に電車に乗っていて「ガタンゴトン」という音の質感自体に注意が行き、周波数で分析してもその「ガタンゴトン」という音の質感自体には決して到達しないことを悟って以来、ずっとその問題を考えてきた。「ガタンゴトン」体験の後で、そのような質感が「クオリア」と呼ばれるということを知ってからは、脳の神経活動からいかにクオリアが生まれるのかという形で、この問題を考えてきた。

クオリアの問題も、〈私〉が〈私〉であることの問題も、どのような形で表現するにせよ、実はその本質はどんな子どもにも身近に経験されることである。

それなのに、なぜ、一九九四年二月、当時もう三〇歳を越えていた私がクオリア問題に「気づかなければ」ならず、またそれほどの衝撃を受けなければならなかったのかといえば、おそらく、それまでの私が、クオリアという問題を隠蔽するような世界観の中で、あたかもクオリアなど存在しないかのような心的態度（ふり）をとっていたからだと思う。つまり、私は、二〇世紀的な科学主義の目を通して世界を見ていたのである。

†クオリアの隠蔽

第1章で述べたように、前世紀の科学を特徴づけていたものは、この世界の森羅万象のうち、数量化できるものを方程式で記述し、定量化できるものを精密に分析するというアプローチであった。このようなアプローチからは、私たちの心の中のクオリアや、〈私〉が〈私〉であることの謎に対する問いかけは、すっぽりと抜け落ちていた。

近年、どうやら、クオリアや、それを感じる〈私〉といったものも、脳の神経細胞の活動によって精密に生み出されているらしいということが明らかになってきた。ようやく、

「クオリア」や〈私〉といった前世紀の科学観から見れば扱いようがないようにも見える主観的体験にまつわる問題群も、脳の神経活動と、未知だが精密な法則によって結ばれているということを通して、学問の対象にできるのではないかという機運が芽生えてきたのである。

科学主義が、クオリアの問題や〈私〉の問題をかくも見事に隠蔽することに成功したのは、科学主義には一見「外側」がないようにも見えるからである。物理学においては、「万物の理論」ということが言われるくらい、私たちの身体を含むすべての物質の客観的なふるまいを、少なくとも原理的には完全に記述することが可能であると信じられている（物理主義）。また、コンピュータにおいても、「万能チューリングマシン」というものを考えることができ、その万能マシン一台あれば、あとは適切なアルゴリズムを用いて事実上どんなことでもシミュレーション（計算）することができるという考え方がある（計算主義）。

物理主義には「カオス」という穴が、計算主義には「計算資源の有限性」や「計算不可能」といった穴があることは知られている。しかし、そのような「小さな穴」をのぞけば、およそ、私たちの脳や身体が日常生活の中で見せる客観的なふるまいについて、それが物理法則で記述できない、あるいはコンピュータでシミュレーションできないものであるということは、まずないのではないかと思うくらい、物理主義・計算主義の両パラダイムは一見完璧である。

だからこそ、言い訳めいて聞こえるが、小学校の頃アインシュタインにあこがれて物理学をやろうと思い、実際に物理の大学院にまで行った私は、物理主義や計算主義の外側は世界には存在しないのだというパラダイムを通して世界を見るという「ふり」を、一九九四年の二月のあの「ガタンゴトン」体験まで続けていたのである。

しかし、気がついてみれば、〈私〉という意識があること、〈私〉という意識の中で〈あるもの〉が〈あるもの〉として（クオリアとして）感じられることは、今さら言うまでもないほど明白な事実であり、この明白な事実を無視していては、この世界のあり方の根本的理解は不可能なのである。

†機能主義から見た認知

〈私〉を生み出しているのも、〈私〉の中で感じられるクオリアを生み出しているのも、脳の中の神経細胞の活動である。

〈私〉が〈私〉であること、そして、その〈私〉の中で感じられるクオリアの問題が、脳の機能を考えるうえでもっとも重要なポイントであるという認識は、徐々に広がってきている。その一方で、脳を研究するうえで、クオリアに象徴される意識の問題や、〈私〉という主観性の問題は議論する必要がないという立場（ふり）をとり続ける人たちもいる。脳を研究するうえでは、物理主義や計算主義によって説明されるような脳の神経細胞の客観的なふるまいを通して実現される「機能」だけを考えればいいのであって、クオリアに満ちた私の心という、主観的な体験の質は問わなくてもよいという考え方がある。これが、いわゆる「機能主義」の立場である。

私たちは、機能主義の立場をとってしまってはこぼれおちてしまう、私たちが世界を認識する時の根本的な形式、すなわちクオリアの謎について考えるために、これまでの議論を積み重ねてきた。

ここで、機能主義の立場から見ると、私たちの認知のプロセスはどのように見ることができるのか、確認しておこう。

機能主義は、脳を含む私たちの身体の客観的なふるまいに基づいて、認知のプロセスを理解しようとする。機能主義の立場からは、動物が環境の中でうまく生きていくこととは、すなわち、環境から入るさまざまな情報に適応して、適切な行動をとることである。

たとえば、餌や異性など、自分の生存や生殖の欲求を満たすものに対しては近づいていけばいいし、肉食獣など、自分の生存をおびやかすようなものに対しては、回避行動をとればいい。動物の脳の機能とは、すなわち、このような刺激（S）と反応（R）を適切に結びつけることであるということになる。SとRの結びつきが適切に行われるメカニズムを説明しさえすれば、それで脳の説明は尽きている、というのが機能主義の立場の一つの表現である。

†刺激と反応のメカニズム

たとえば、単純な例であるが、「赤い丸を見たら、ボタンを押す」という行動を考えてみる。この場合に要求されていることは、「赤い丸」という刺激（S）に対して「ボタンを押す」という反応（R）を結びつけることであり、それに尽きると考えることもできる。もし、このような機能的側面に議論を限るならば、「赤」のクオリアとは一体何で、どのように生み出されるのかといったむずかしい問題は考えなくてもよさそうである。そもそも、赤い丸がボタンを押すという行動と結びつけられる存在として、いわば生々しい質感を伴わない記号として知覚されるのでも十分であるはずで、わざわざそれがあの「赤」というユニークなクオリアとして感じられる必要はなかったようにも思われる。

あるいは、言葉をうまく喋るという問題を考えてみる。機能主義の立場をとれば、この場合に要求されていることは、ある言葉の刺激（S）に対して、適切な言葉の出力（R）

を結びつけることである。言葉の刺激（S）に対して適切な形で言葉の出力（R）を生み出すことができれば、言語能力を持つと考えてよいことになる。チューリング・テストは、「言葉を理解している人と客観的に区別がつかないように言葉をやりとりするシステムがあれば、そのシステムは言葉を使う能力があると認められる」という仮定に基づいている点で、機能主義の一種であると考えることもできるだろう。

さらに進んで、必ずしも刺激（S）と出力（R）の結びつきに直接反映されないとしても、そのような結びつきに間接的にせよ反映される可能性を持つ、脳というシステム内の神経細胞のネットワークの客観的なふるまいにおいて脳の働きを理解しようという立場も、機能主義に含まれると考えることができる。

たとえば、脳の中の神経細胞の相互の関係性が、どのようにコンテクストをつくり出し、動的にその活動を変化させるかという問題意識も、機能主義の射程に入る。このようなアプローチは、一見、単に刺激（S）と出力（R）の関係を見るアプローチに比べれば、私たちの認知の内部に入りこんでいるようだが、客観的な立場から神経細胞のふるまいを見ているだけであるという点において、〈私〉が〈私〉であることや、私たちの意識の中で〈あるもの〉が〈あるもの〉であることといったむずかしい問題には直接触れていない。

第7章で、星空を見上げるAさんの脳をBさんが客観的な立場から観察し、そこに「キラキラ」としたクオリアが生み出されているということを抽象的な理論の演繹から見出すという例を取り上げた。機能主義とは、脳の神経細胞の客観的なふるまいさえ押さえておけば、クオリアが生成される仕組みをBさんの視点から客観的に理解するための理論でさえ必要ないとする立場である。

機能主義の立場をとると、脳の中で言葉が処理されているメカニズムを説明する際に、「言葉の意味」のようなやっかいなものを持ち出す必要はないようにも思われる。

たとえば、「木漏れ日」という言葉の意味は一体何なのかと頭を悩ませる必要はない。機能主義の立場からは、日本語の中で通常受け入れられている「木漏れ日」という言葉の用法と区別がつかない形で、「木漏れ日」という言葉を使った会話をすることができれば、人間であれ、あるいは人工的なシステムであれ「木漏れ日」という言葉の意味を理解していると言ってもよいことになる。「木漏れ日」という言葉の意味が成立するメカニズムとは、すなわち、言語という複雑な刺激（S）と反応（R）の結びつきを実現するメカニズム、あるいは、そのような結びつきを間接的に支援するネットワーク内部のふるまいに他ならず、それ以外の何ものでもないということになる。

†機能主義との対峙

クオリアや、〈私〉が〈私〉であることといった主観性の問題を探究する人は、いつも最終的に右のような機能主義の立場と対峙することを余儀なくされる。

暗闇の中に光るオートバイのヘッドライトが「ギラギラ」しているというような質感のどうしようもなさに寄り添って、そこに立ち現れるむずかしい問題群を考えている人にとっては、機能主義の立場は「お気楽」であり、人間精神に対して冒瀆的でさえあるだろう。その一方で、一見穴がないようにも見える物理主義や計算主義と、それに裏づけられた機能主義の立場を打ち負かすことは、とてつもなく困難であるように思われる。

何よりも、機能主義の立場から、神経回路網をコンピュータでシミュレーションするアプローチ（ニューラルネットワーク）が、きわめて限定された範囲内ではあるが実際的に応用可能な機能を実現することができるのに対して、クオリアや〈私〉が〈私〉であることといった根源的問題への関心を背景に、主観的体験の起源を問う「現象学的」アプローチは、今のところ実際的な問題への応用を見出せていない。クオリアや〈私〉の起源の問題を突き詰めていけば、そこには思いもかけないブレイクスルー（突破口）が待っているだろうと思いつつ、なかなかその具体的な形を見つけあぐねているのが現状である。

私自身も、常に、クオリア問題に寄り添うことと、具体的な結果を出すこととの間でディレンマに悩まされている。真の革命は、主観的な体験の起源を真摯に問う現象学的アプローチからしか起こりえないと思いつつ、一見その外がないようにも見える「お気楽な」機能主義的立場の脅威にどう対峙するか、その牙城を乗りこえなければ、おそらく新しい見地が得られることはないだろうとも考える。

これまで〈私〉が〈私〉であることや、クオリアについて積み上げてきた議論も、最終的には、私たちが現在持っている世界観全体と照らし合わせる時、とりわけ機能主義と対峙する時に、その真価が問われなければならない。

第7章までで議論してきたような、〈私〉が〈私〉であること、私の心の中で〈あるもの〉が〈あるもの〉であることといった心の現象論に関する議論は、はたして、機能主義の牙城に打撃を与えられるのだろうか？

現時点で、このきわめて困難な問題に対して最終的な解答を持っているというわけではないが、これまでの議論をふまえて、次のように考えることが、ブレイクスルーにつながるのではないだろうか。

†機能主義と「むずかしい問題」

私は、主観的体験の問題を機能主義との対峙の中で探究するうえでは、「やさしい問題」と「むずかしい問題」を分離しないことが大切であると考える。

第3章で議論したように、私たちは、一つの問題を、それが「やさしい問題」であるという立場から議論することもできるし、「むずかしい問題」であるという立場から議論することもできる。「ただいま」という言葉の前に立ち止まり、その意味の底なしの奥行きの前に戦慄することもできれば、「ただいま」と気楽に言って、おばあさんからお菓子をもらうこともできる。このような、私たちが生活の現場で何気なく実践している「ふり」の間の柔軟な行き来が、本書で議論してきたような主観性の問題を機能主義との対峙において考える時にも生きてくる。

これまで述べてきたように、機能主義の立場は、私たちの脳の機能が、究極的にはプログラムでシミュレーションできるはずだという視点を重視する。脳のふるまいがコンピュータでシミュレーションできるのならば、それは「やさしい問題」であって、クオリアや、〈私〉が〈私〉であることといった「むずかしい」問題とは無関係に議論できるというのが、機能主義の立場である。

この点をとらえて機能主義を打破しようとすると、イギリスの数学者ロジャー・ペンローズがその著書『皇帝の新しい心』の中で主張したように、意識の働きにはコンピュータによるシミュレーションができない要素（計算不可能な要素）があるという点に突破口を見出さざるをえなくなる。しかし、シミュレーションの事実上の万能性を考えると、この作戦が成功する可能性は少ない。

これまでくりかえし述べてきたように、私たちの認知のうえで、「やさしい問題」と「むずかしい問題」は、実は表裏一体となっている。むずかしい問題であるはずのクオリアや〈私〉が〈私〉であることの問題も、日常生活の中ではやさしい問題として扱えること、扱わなければうまく生きてはいけないことを私たちは知っている。逆に、アルゴリズムで書けるような一見やさしい問題も、その基盤を突き詰めていけば、「むずかしい問題」に突き当たってしまう。機能主義で解決できるように見える問題も、その根本的な成り立ちにさかのぼれば、たちまち「むずかしい問題」に直面せざるをえないのである。

†「やさしい問題」にひそむ「むずかしい問題」

たとえば、二つの自然数の最大公約数を求める、「ユークリッドの互除法」と呼ばれるアルゴリズムがある。簡単に書けば、

① 大きい数を、小さい数で割る。
② その余りと、右で割るのに使った数について①の操作をする。
③ ①、②の操作を、割り切れるまで繰り返す。割り切れたとき、その割るのに使った数が、最大公約数である。

というアルゴリズムである。

形式的に書けば、「もしA＜Bならば」というような記号で表現された、きわめて短いアルゴリズムで書ける。

このように、アルゴリズムで書けるような問題は、通常「やさしい問題」であるとされる。

ところが、ユークリッドの互除法を「やさしい問題」として扱うための手段となっているアルゴリズムの表現の中の、「A」や、「B」、「＜」といった一つ一つのシンボルが、「まさにそのものである」のはなぜかと問い始めれば、そこには突如としてこの上なくむずかしい問題が生まれてくる。

「いかにして『A』というシンボルは『A』なのか？」

「いかにAというシンボルは、『自然数』を表すことができるのか？」

「そもそも、自然数とは何か？」

「そもそも、数とは何か？」

という問いを立てれば、そのような問いは、

「いかにして、私に今見えているこの赤い色の質感は、まさにこの質感なのか？」

という、クオリア問題と本質的に同じむずかしい問題になってしまうのである。

アルゴリズムで書けるような「やさしい問題」の基礎には、実は、クオリア問題と同型の問題、すなわち、〈あるもの〉が〈あるもの〉であることのむずかしい問題がある。それを完全に避けることは、よほどラジカルな立場をとらない限り、いや、ラジカルな立場をとったとしてもむずかしい。

別の見方をすれば、アルゴリズムとは、〈あるもの〉が〈あるもの〉であることの起源、すなわちクオリア問題をとりあえず封印して、「やさしい問題」として扱うことのできる技術だということになる。ちょうど、生活の現場において他者と会話する時には、言葉の意味に関する「むずかしい問題」を封印してしまうことが実際的な観点から重要であるように、私たちは、アルゴリズムに関する「むずかしい問題」を封印することで、コンピューター上のアルゴリズムを用いた実際的な応用を実現しているのである。

アルゴリズムで書けたからといって、「むずかしい問題」と無関係だというわけではない。ここでも、やさしい問題とむずかしい問題は分かちがたく絡み合っている。あるシステムにおいて、〈あるもの〉が〈あるもの〉であることを前提にして、それらの結びつきからシステムの動作を説明することは、一般に「やさしい問題」になる。一方、そもそものような説明の前提になる、〈あるもの〉が〈あるもの〉であることの起源自体を説明しようとすることは、一般に「むずかしい問題」になるのである。

†脳のシステムの中で同一性を保証すること

機能主義的に見た認知プロセスの一部は、アルゴリズムで書けるようにも思われる。たとえば、「キラキラ」、「ギラギラ」、「ピカピカ」といった光の輝きをシンボルでそれぞれK、G、Pなどと表現して、それぞれの場合にL、M、Nといった特定のアクションをするということをコンピュータのプログラムで表すのは、

もしKならばL
もしGならばM
もしPならばN……

などといった論理的操作で書けばいかにも簡単である。このような記号で構成された世界では、〈あるもの〉が〈あるもの〉であること（記号の同一性）さえ保証されていれば、さまざまな機能をプログラムとして実現することは、一見たやすいことだからである。

ところが、神経細胞が複雑に結合しあった脳というシステムにおいては、記号の同一性のような、〈あるもの〉が〈あるもの〉であることを保証することこそがむずかしいと考えられる。

神経細胞の活動パターンとして記号のように安定して存在するものを成立させることは、構造的に見ても、ダイナミックスという観点から見ても、本来むずかしい。一〇〇〇億の神経細胞は、お互いに数千のシナプスで結合しあっており、ある神経細胞の活動は、それと結合しているきわめて多くの神経細胞の活動に依存している。このような、強く結びついて影響を与え合う素子からなるシステムにおいて、まず要素としての記号の表現を確立し、それらの組み合わせでシステムを構築することは本来困難だと考えられる。

第7章で見たように、脳の神経細胞の活動は、複数のコンテクストを反映してダイナミックに変化する。このような神経活動の特性が、脳の持つ驚くべき生成の能力を支えている。その一方で、コンテクストを柔軟に反映してダイナミックに変化する神経細胞の活動において、〈あるもの〉が〈あるもの〉であることを保証するのは、むずかしいのである。

†同一性の維持の困難

記号の世界では、いったん「K」、「G」、「P」といった同一性を成り立たせてしまえば、それらはお互いに干渉しあわずにずっと「そのまま」でいる。しかし、神経細胞のネットワークでは、ある活動を立てれば、それはすぐにシナプス結合を通してネットワーク全体に波及する。「K」にあたる活動を立てたとして、それと同時に「G」という活動を立てると、「K」と「G」はお互いに相手を放っておくことができず、干渉しあってしまうことがありうる。このような干渉にもかかわらず、「K」を「K」のままで、「G」を「G」のままで存在させることとは、困難である。

言い換えれば、たとえ、人間の脳の働きが機能主義の下で理解できたとしても、そのような説明の前提となる〈あるもの〉が〈あるもの〉であることを保証すること自体が、実は困難な問題なのだ。

とりわけ、第5章から第7章で見たように、関係性を反映してダイナミックに変化する〈私〉の中で同一性を維持することはやさしい問題ではない。関係性を反映したダイナミックな変化を支える脳の情動系の神経機構は、同時に、〈あるもの〉が〈あるもの〉であることを安定して維持しなければならないのである。

進化の過程で、〈私〉という意識そのものが成立し、その〈私〉の中で〈あるもの〉が〈あるもの〉であることがクオリアとして感じられるという構造が成立した背景には、このような、ダイナミックに変化する神経回路網で同一性を保証、維持することの困難があったと推定される。すなわち、意識の問題は、機能主義を超えたところにあるのではなく、むしろ機能主義の前提条件そのものの中にあると考えられるのである。

†クオリアと脳の柔軟性

クオリア、そしてそれを感じる〈私〉という主観性の構造は、さまざまなコンテクストを反映しつつダイナミックに変化する脳の神経活動のネットワークにおいて、〈あるもの〉の同一性を安定して保つための自然のテクノロジーである。

コンピュータの中では、ある記号がある記号であることは、プログラムミスがない限り安定して保たれる。一方、脳の神経活動は、複数のコンテクストを受けて動的に変化しており、コンピュータと同じように安定して〈あるもの〉の同一性を保つことがむずかしい。〈私〉という意識、そしてクオリアが生み出される第一原因は依然として明らかではないものの、このように複雑な脳のシステムにおける同一性の維持をめぐる条件が、私たちの意識がクオリアを伴って存在するという驚異の背景にあると考えられる。

コンピュータの中では、ある記号がある記号であることを維持することが簡単であるとはいっても、その記号の「意味」はあくまでも外部の人間のプログラムに依存して成立している。コンピュータ自身は、ある記号の意味に基づいて、新しいプログラムをつくり出すことはできないのである。コンピュータが意味のあるプログラムを自動生成できないのに対して、脳は、自律的に意味のある新しいものを生成できる。クオリアという形で〈私〉の心の中で感じられる同一性を維持していることの裏返しとして、脳はその高い柔軟性、創造性を獲得しているのである。

私たちの意識の中で、ある「同一性」が成り立っていることと、その「同一性」が置かれる文脈が柔軟に変化していくことは深く関係している。あるクオリアが〈私〉の心の中でユニークに成り立っているからこそ、そのクオリアの置かれた文脈が経験を反映して柔軟に変化しうるのである。クオリアは、〈あるもの〉が〈あるもの〉であることを安定して維持しつつ、その〈あるもの〉が置かれる文脈を柔軟に変化させることを可能にする形式なのである。

†言葉の意味とは何か

私たちの心の中で、〈あるもの〉が〈あるもの〉であることが安定して保たれつつ、その置かれた意味が変わっていくということを象徴するのが、「言葉」である。

第4章で議論したように、ある言葉が何を指し示しているのかを明示的に把握することはむずかしい。言葉の意味は、〈私〉の心の中で、あるクオリアとして維持されている。たとえば、「かったるい」という言葉の意味は、明確な定義が与えられているのではなく、「かったるい」という言葉に伴う感覚、質感として〈私〉の心の中で感じられている。

「かったるい」という言葉は、どういう意味か？　という質問が設定されて、はじめて、私たちは「なんとなく身体がだるい感じ」などという、言葉の意味の明示的な説明を始める。しかし、「なんとなく身体がだるい感じ」というような明示的な説明が脳の中にあったから、私たちが「かったるい」という言葉を使えるというわけではない。むしろ、「かったるい」という言葉は、あるクオリアとして〈私〉の心の中に感じられており、そこに、「その言葉はどういう意味？」という質問の文脈が設定されると、はじめて、「かったるい」という言葉の意味が生成されるのである。

私たちは、日常生活の中で、言葉の意味を明示的に問うことなく用いている。言葉の意味は、あくまでも「それはどのような意味か？」という特殊な文脈が設定された時に生成される記述にすぎない。いざとなればそのような生成を可能にする形で、〈私〉の中でさまざまな言葉がクオリアという形式をとって同一性を維持し続けている。

そして、クオリアとして維持されている「かったるい」という言葉の意味、その置かれる文脈は、その言葉が日常生活の中で使われる「タッチポイント」を積み重ねる中で、少しずつ変わっていく。

おばあさんが、「ああ、かったるい」と言うのを聞いた時、

「おまえ、かったるいこと言ってるんじゃないよ」と同級生が言うのを聞いた時、

「かったるい文章を書くのはやめましょう」という文書を読んだ時、
それぞれのタッチポイントを経験することで、私たちの心の中の「かったるい」という言葉が置かれる文脈は、基本的な同一性を維持しつつも、少しずつ変化していく。そして、そのように変化する文脈をコンパクトに反映した神経細胞の活動によって、〈私〉の心の中で「かったるい」という言葉の意味のクオリアが感じられる。

〈私〉が心の中で「クオリア」を感じていることは、このような、「同一性を維持しつつ、変化していく」という脳の驚くべき能力の反映なのである。

†クオリアとそれを感じる〈私〉という舞台

網膜に光の刺激が入り、視床を通して大脳皮質の視覚野に活動が伝わり、視覚野のお互

いに密に結合した神経細胞が活動した結果、私たちの視覚が生じる。その視覚において、視野の中にさまざまなクオリアがそれぞれ生き生きとしたユニークさをもって存在し、それらが〈私〉に並列に見えていることは、一つの奇跡である。

五月のバラの園の中に立てば、視野の中に、〈あるもの〉が〈あるもの〉であること(同一性)が驚くべき豊穣さとユニークさと確固とした存在感を持ったクオリアに支えられて並立している。太陽のあたり方によって、明るい赤から暗い赤までさまざまな赤のクオリアからなるバラという花のイメージ。色だけではなく、ヴェルヴェットのような花びらの優美な質感が、あそこにも、ここにも、そしてあなたの手のすぐそばにも見えている。バラの園の上には空の青が広がり、その中にいまだ言葉で表しつくせない表情をした雲という名を持つ灰色から白のクオリアのかたまりが浮かんでいる。

これらの、それぞれユニークで鮮烈な無数のクオリアからなる主観的体験が、それぞれ数千のシナプス結合でお互いに結ばれた数十億の視覚野の神経細胞の活動から生まれている。〈あるもの〉が〈あるもの〉であることを保証するために、脳が、クオリアとそれを感じる〈私〉という舞台を生み出した結果が、青空の下、五月のバラを眺めるという至福の主観的体験に結実している。

バラの赤、オレンジの香り、水の冷たさ、春の夕暮れ時のそこはかとないあこがれ、死の恐怖、初恋のときめき、水面の陽光のきらめき、木肌のぬくもり、コーヒーの苦み、ガラスのなめらかさ……。これらの、とてもすべてのニュアンスを言葉で表すことのできないクオリアたち、そして、そのすべてを感じる〈私〉という主観性の枠組みが脳の神経活動に伴って生み出されることは、従来の物理主義、計算主義、機能主義といった世界観のパラダイムが予期していなかったこの世の真実《まこと》である。

一見、〈私〉やクオリアといった意識の性質は、機能主義的な脳のとらえ方を超えた領域にあるように思われる。しかし、まことに意外なことであるが、クオリアや〈私〉といった一見異常に見えること（アノマリー）は、機能主義の立場からはきわめて「やさしい問題」に思えること、つまり、「赤い丸をみたらボタンを押す」といった類の問題を神経細胞のネットワークで実現するためにこそ生み出されてきた可能性がある。

とりわけ、ある特定の機能を固定的に維持するのではなく、「赤い丸」や「ボタン」といった一つ一つの認識の要素（〈あるもの〉が〈あるもの〉であること）を維持しつつ、柔軟に新しい文脈、意味をつくり出すという、一見矛盾するように見える命題を解決するために、長い進化の過程で脳が獲得してきた自然のテクノロジーが、〈私〉という主観性の枠組みであり、その〈私〉の心の中で感じられるクオリアに支えられた同一性の形式だったのだと考えられる。

クオリアや〈私〉をめぐる「むずかしい問題」は、機能主義という「やさしい問題」を乗りこえた虚空の中にあるのではなく、むしろ、一〇〇〇億の神経細胞が実現する機能主義的な作用そのものの中に最初から潜んでいたと考えられるのだ。

むろん、一体、どうして物質である脳の活動に伴って、五月のバラの園に立った時のような鮮烈で、胸をしめつけるように美しい主観的体験が生まれるのか、その謎は依然として謎のまま私たちの前に残されている。しかし、この謎の解決は、機能主義を超えたどこかにあるのではなく、むしろ、一見やさしい問題を扱っているかのように見える「機能主義」の前提条件を徹底的に突き詰めていくことの中に見出されるべきなのである。

第9章　生成としての個を生きる

†「個物」の起源を問う

朝、目が覚めると、それまで何もなかったところに、〈私〉が生まれ、クオリアに満ちた私の体験が生まれる、というのは、この世界について私たちが知っている驚異のうち、最大のものであると言っても過言ではない。

本書で、一貫して問題にしてきたことは、私たちの心の中で、〈あるもの〉が〈あるもの〉であることが成立し、そのようなすべてを感じる〈私〉が生まれる、その生成の過程であった。

物質である脳と、その活動に伴って生まれる心との関係を問うのがいわゆる心脳問題である。複雑なシステムを持つとはいえ、単なる「物質」にすぎない脳に、生き生きとしたクオリアに満ちた私たちの心が宿るという事実は、たしかに、現時点ではどのように説明したらよいのかわからないくらい深いミステリーである。

従来、私たちの身体を含めて、この世界のすべては物理法則に従って動いているとする「物理主義」、あるいは、すべては計算機の上でのシミュレーションで記述することができるという「計算主義」、そして、物理主義や計算主義に裏づけられた「機能主義」の立場は、クオリアに満ちた〈私〉の主観的体験が生み出されるという事実と矛盾する、あるいは少なくとも直接の関係はないとみなされることが多かった。

物理主義／計算主義／機能主義の立場から言えば、私たちの脳の認知プロセスを含めて、世界の森羅万象のふるまいは、それを記述する方程式／アルゴリズム／機能を定めれば、それでよい、ということになる。そのような世界観のどこにも、暗闇でヘッドライトが「ギラギラ」したり、夜空で星が「キラキラ」したり、あるいはワックスをかけた車が「ピカピカ」したりといった、クオリアに満ちた主観的体験というものが入り込む余地はないようにも見える。

しかし、物理主義／計算主義／機能主義による記述を構成している個物、さまざまな記号や概念の同一性の起源を問い始めた時に、それまでの「やさしい問題」が突然クオリアに満ちた主観的体験の起源を問うた時と同じような「むずかしい問題」に変貌するということを私たちは見た。
物理主義／計算主義／機能主義による世界の記述が、一見「やさしい」ように見えるのは、これらの記述を構成する個物（〈あるもの〉が〈あるもの〉であること）の起源が問われない限りにおいてである。それらの個物が、現にこの世界にあることの起源、その生成の過程を問い始めた時に、そこには、クオリアや〈私〉の起源と同じ「むずかしい問題」が現れるのである。

†個物を支える「生成」

そもそも、私たちが、〈あるもの〉が存在するということの意味を考える時には、石ころや机、鉄の塊といった、身の回りにあって、化学変化などが起こらない限り安定して存在する物体のイメージに強く支配されているところがある。これらの安定した物体のイメージからスタートする限り、あたかも、〈あるもの〉が〈あるもの〉であるという存在のあり方は、生成や起源といった問題と切り離すことができるようにも思われる。

しかし、本書で議論してきたように、私たちの脳内の認知プロセスにおいて、〈あるもの〉が〈あるもの〉であることが成り立つためには、クオリアが神経活動によって生成されなければならない。私たちが、外界の物体のイメージを認識する時、それを構成するクオリアは、確固とした状態として存在し続けるのではなく、心理的時間の流れの中の各瞬間において、生成され続けなければならない。

クオリアは、私たちの認識の問題にすぎない、とも考えられるかもしれない。しかし、二〇世紀の前半に確立した「量子力学」の立場からは、石ころや机、鉄の塊といった、私たちの身の回りにある「マクロな」物体は、それを構成する電子や陽子といった「ミクロな」物体を記述する波動関数で表される「何か」が、常に「収縮」という運動を続けることではじめて安定して存在しえていると考えられている。

この「波動関数の収縮」が何を意味するのかということについては現在でも議論が絶えないが、私たちの周りのマクロな物体という「個物」でさえも、確固として静止した存在としてあり続けているのではなく、常に波動関数が収縮するというプロセスを通して「生成」されているのだとも考えることができる。

私たちが認識するものすべて、この世界に存在するものすべてを構成する「個物」(〈あるもの〉が〈あるもの〉であること)は、常に生成し続けることによって支えられている。もし、世界の根本的なあり方がそうであるならば、朝目が覚めて、脳の神経細胞がそれまでよりも盛んに活動すると、そこに突然クオリアに満ちた私たちの意識というものが生成されるという事実は、それほど、物質を含めたこの世界の実在のあり方から飛躍したことではない。私たちの意識、クオリアに満ちた主観的体験は、物質界において普遍的に見られる個物の背後の「生成」のプロセスの延長線上にとらえられるのである。

†生成ということに対する態度

以上に述べたことは、脳の神経活動からどのようにして「クオリア」に満ちた私たちの主観的体験が生まれるのかという問題においてだけでなく、私たち個人が一人ひとりの人生を生きるうえにおいても、重大な意味を持っている。

私たち人間が生きていくうえで、退屈してしまう時、この世界がわかりきったものだと考えてしまう時、そこには、自分を含めた存在というものを、最初から実在している当たり前のもの、つまらないものととらえてしまう感受性がある。

しかし、以上に議論したように、一見どんなにつまらない、凡庸に見えるものにも、それが生まれてきた起源を問えば、その背後には生き生きとした生成の過程がある。自分自身が感じている世界を構成する素材であるクオリアが、脳の神経活動からその瞬間瞬間に生み出されているものであることはもちろん、私たちの周りを取り囲むどんなにありふれたもの、たとえば何の変哲もない鉛筆や、スプーンや、土や、草も、ミクロなレベルの波動関数の収縮によって、刻一刻生成されつつその同一性が保たれていると考えれば、同じ風景が全く違って見えるはずである。

私たちを取り囲む世界は、そして世界に向かい合う私たちの認識の要素は、最初からそこに存在する要素を組み合わせたものではなく、刻一刻生成されるものであるということに対する感受性こそが、物理主義／計算主義／機能主義の世界観から抜け落ちていたものであると言うことができる。

「今、ここにあるもの」は、「今、ここで、生成されつつあるもの」である。このことに気がついた時、「やさしい問題」が、「むずかしい問題」と分かちがたく絡み合っていることが明らかになる。

†ポストモダニズムと科学

ジャック・デリダや、ジル・ドゥルーズ、フェリックス・ガタリといった、いわゆるフランスの「ポストモダン」と呼ばれる思想と、究極的には物理主義、計算主義によって裏づけられた科学主義の間には、根深い世界観の対立がある。

ある物理学者が、「ポストモダン風」の無内容な論文を偽造して、ポストモダニズムを標榜する雑誌に投稿し、レフェリーの審査を経て掲載されてしまったことをきっかけとして、「サイエンス・ウォーズ」というスキャンダラスな形で論争が行われたことを記憶している人もいるかもしれない。だが「サイエンス・ウォーズ」では、ポストモダンが負け、科学主義が勝った、というような形で論争が決着したわけでは決してない。ポストモダン主義といわゆる科学主義の対立は、その対立点がいまだに解消しないまま、今日でも尾を引いている。

私は、ポストモダンと科学主義の間の対立の本質は、「生成」ということに対する態度にあるのではないかと考える。

私は、決して、ポストモダンと呼ばれる思想潮流において主張されてきたことのすべてに同意するわけではない。とりわけ、科学的真理というものは、社会的に構成されたものにすぎず、近代科学には近代科学の、錬金術には錬金術の、そして未開部族には未開部族なりの真理があるだけだ、とするような「社会的構成主義」の考え方は、陳腐であるだけでなく害の方が大きいと考える。

一方で、科学主義の立場から、ポストモダンのすべてを否定してしまうことも、間違っていると考える。ポストモダンという思想潮流の本質は、まさに、本書で一貫して問題にしてきた、〈あるもの〉が〈あるもの〉であること（同一性）の起源の本質を問うというところにあったと考えるからである。同一性の起源を、その生成の過程において問うというところこそ、科学主義のアプローチから今まで抜け落ちてきた態度だ。そして、そのような生成のプロセス自体を問わない限り、脳の神経活動からいかにしてクオリアに満ちた私たちの主観的体験が生み出されるのかという、心と脳の関係をめぐる「むずかしい問題」は解けそうもないのである。

†生成としての個を生きる

もちろん、「生成」ということが問題になるのは、私たちの主観的体験の起源を問う時だけではない。アルゴリズムで書けること、方程式で記述できること、言葉で表すことができること。このような、一見「やさしい問題」のように見えることの中にも、「むずかしい問題」、すなわち、個物の起源の問題が潜んでいる。

私たち人間は、みなどこかで、創造的でありたいと思っている。今までにないクオリアを感じ、今までにない芸術作品を生み出し、今までにないような言葉で他人とコミュニケーションしたいと思っている。

もちろん、私たちのすべてが、天才的な作品を作れるわけではないし、また、日常生活の中で、常に、生成の問題を生成の問題として扱うことができるわけでもない。わかりきったアルゴリズムを実行するかのように、生成の問題を「封印」して、実際的な行動をとらなくてはならないことの方が多いくらいだ。

それでも、私たち人間は、一人残らず、ある問題を「やさしい問題」であるような「ふり」をすることと、「むずかしい問題」として扱う「ふり」をすることの間を柔軟に行き来する能力を持っている。

二〇世紀の物理主義／計算主義／機能主義的な世界観と、私たちのクオリアに満ちた主観的な体験の間には、依然として深いギャップがある。それでも、私たちは、生きるうえで直面するさまざまな問題を、「やさしい問題」として扱う「ふり」と、「むずかしい問題」として扱う「ふり」の間を行き来しつつ、この二つの世界を統合することを目指し始めているのかもしれない。そうすることは、心と脳の関係という、人類に残された最大の謎を解くためにも、また私たちが日常生活の現場で自分自身の生を全うするためにも、大切なことである。

いわゆる機能主義に限界があったとすれば、その限界は、記述のシステムを構成する個物（〈あるもの〉が〈あること〉）の起源を問わず、その背景にある生成のプロセスを封印していたことに求められる。

実際には、私たちが感じることのすべて、見るもののすべては、いまだ私たちが完全には理解していない方法で、時々刻々、生み出されている。

私の目の前にある机、私が座っている椅子の感触、見上げる空の青、そよぐ木々の緑、そこはかとない期待、美しい思い出、こみ上げてくる悲しみ。

これらすべてのものは、私たちの脳の神経細胞の活動によって、まさにこの心理的瞬間に、生み出されている。私たち人間が意識の中でとらえる世界は、すべて、その瞬間瞬間に生み出されている。

いわゆる「創造的」なことだけが生成にかかわるのではない。文章を書いたり、絵を描いたり、音楽を演奏することだけが、生成にかかわるのではない。

私たちが生きている限り、どんなに退屈している時でも、どんなに行き詰まっている時でも、どんなに同じことをくりかえしているように見える時でも、私たちは、脳の神経細胞の活動によって支えられた生成として、世界を把握し、自分を把握し、この世界に存在している。

私たちは、生成としての個を生きているのである。

より詳しく知りたい人のためのブック・ガイド

本書で考察した、私たちの意識の中で〈あるもの〉が〈あるもの〉であることの不思議さは、さまざまな学問分野に関係する一方で、そのような学問分野の知識とはある程度独立して議論することもできるし、議論すべきテーマでもある。

そこで、本書では、既成の学問の枠組みに必ずしもとらわれない形で、議論を進めてきたが、一方で、このような議論が、従来の学問的成果と無関係に行われるはずもない。

ここでは、本書のテーマについてより詳しく知り、より深く考えたい人のための文献ガイドを記すことにする。主に、邦訳のある文献を挙げるが、類書が見当たらない時は、英語の文献も挙げることにした。

＊

世界の物質の客観的なふるまいについては、究極的には物理学の法則で記述できるとするのが、物理主義の考え方である。

最近では、物理学は低迷しているとも言われるが、世界の万物を記述する自然法則の規範としての地位は揺らいでいない。

物理学の基本的な考え方については、朝永振一郎『物理学とは何だろうか』、およびファインマン『物理法則はいかにして発見されたか』がコンパクトな好著である。二〇世紀初頭の二つの革命、相対性理論と量子力学の両方にかかわった天才アインシュタインと共同研究者のインフェルトによる『物理学はいかに創られたか』も古典的な名著である。

物理学が明らかにした世界の不思議さは、ミクロな世界の法則を明らかにする量子力学にもっとも顕著に表れている。量子力学をその数学的形式からきちんと学びたい人には、自身も量子電磁気学のパイオニアであったディラックによる『量子力学』が現在においても最良の教科書である。

＊

脳科学の最近の発展はめざましく、そのすべてを網羅した本はなかなか見当たらない。脳科学の最新の発展についてうまくまとめられた教科書としては、カンデル他の *Principles of neural science* とニコルズ他の *From neuron to brain* が双璧である。脳科学に専門的に取り組む人たちは、誰もが、これらの本のどちらか、あるいは両方を読むことから勉強を始める。

ミラーニューロンに代表される、脳科学の最新の知見については、茂木健一郎『心を生みだす脳のシステム』に詳しい。本書のテーマとも重なる、言語の脳内メカニズムに関する知見をまとめたものとしては、酒井邦嘉『言語の脳科学』が好著である。

感覚、運動、感情といった、個々の機能モジュールへの分割を超えた脳の不思議さを、さまざまな症例から描いたラマチャンドラン『脳の中の幽霊』は、一度読み始めたらやめられないほどのおもしろさに満ちている。

＊

意識をめぐる問題のやっかいさは、物理学を一つの極とする科学的アプローチが伝統的に対象としてきた数量化できる性質とは異なる意識の属性を扱わなければならない点にある。

一九世紀に人間の意識が、物質とは異なる属性を持っているということを強調したのがオーストリアの心理学者・哲学者のブレンターノであった。ブレンターノは、私たちの心が「何かに向かっている」状態を志向性（intentionality）と呼んだ。言葉の意味は、志向性の代表的なものである。

ブレンターノの考え方は、その後、「目の前のコップから世界を語る」ことを目的とした、フッサールらの現象学の哲学に受け継がれた。

ブレンターノの思想については、フッサールの論考とともに収められた『世界の名著62 ブレンターノ／フッサール』が比較的手に入れやすい。

現象学の哲学の伝統を受け、現代では、脳科学の発展を視野に入れた「心の哲学」と呼ばれる分野で多くの注目すべき思想家が輩出している。

サールの『志向性――心の哲学』は、コンピュータが理解する能力を持つかどうかを議論した「中国語の部屋」という思考実験で有名な哲学者による主著である。意識の現象学的な性質を解体しようとするデネットの『解明される意識』は、意識はミステリーではないという機能主義的な立場からの議論として、注目に値する。

チャーマーズの『意識する心』は、デネットとは逆に、クオリアの問題こそが、意識をめぐる「むずかしい問題」(hard problem) だと主張して、大きな反響を呼んだ。

〈私〉が〈私〉であることにまつわるむずかしい問題については、永井均の『〈私〉の存在の比類なさ』などの一連の著作が必読である。

言葉の意味は、私たち人間の意識の持つ働きの中でももっとも不思議なものである。その不思議さに徹底的に寄り添ったのが、「語り得ぬものについては沈黙しなければならない」という有名な警句を吐いたヴィトゲンシュタインである。『論理哲学論考』を始めとする一連の著作は、言葉の意味について考える者が一度は目を通しておかなければならない古典である。

＊

物理学と並んで、現代における科学的アプローチの根幹をなすのが、コンピュータによる再帰的（くりかえし）計算、シミュレーションである。現代のコンピュータの基礎をつくったチューリングの生涯と思想については、星野力『蘇るチューリング』に詳しい。ホッジスの *Alan Turing:the Enigma* は、決定版ともいえる伝記である。

コンピュータの発達は、私たち人類が宇宙を見るやり方自体を変えた。ニュートンに始まる方程式による世界の記述に代わって、世界を、巨大なコンピュータ・シミュレーションとして見ようという考え方もある。ウォルフラムの *A new kind of science* は、Mathematicaという画期的な数学ソフトで一時代を築いた天才数学者による、新しい科学観を主張した刺激的な本である。

文献リスト（ブック・ガイド登場順）

朝永振一郎『物理学とは何だろうか（上・下）』岩波新書、一九七九年

R・P・ファインマン『物理法則はいかにして発見されたか』江沢洋訳、岩波現代文庫、二〇〇一年

A・アインシュタイン、L・インフェルト『物理学はいかに創られたか（上・下）』石原純訳、岩波新書、一九八六・一九八五年

P・ディラック『量子力学』朝永振一郎訳、岩波書店、一九九二年

Kandel, E.R., Schwartz, J. H., Jessel, T. M., *Principles of neural science*, McGraw-Hill, 4th Edition, 2000

Nicholls, J. G., Martin, A. R., Wallace, B. G., Fuchs, P. A., *From neuron to brain*, Sinauer Associates, 4th Edition, 2001

茂木健一郎『心を生みだす脳のシステム――「私」というミステリー』NHKブックス、二〇〇一年

酒井邦嘉『言語の脳科学――脳はどのようにことばを生みだすか』中公新書、二〇〇二年

V・S・ラマチャンドラン、S・ブレイクスリー『脳のなかの幽霊』山下篤子訳、角川書店、一九九九年
『世界の名著62　ブレンターノ／フッサール』水地宗明訳、中公バックス、一九八〇年
J・R・サール『志向性——心の哲学』坂本百大監訳、誠信書房、一九九七年
D・C・デネット『解明される意識』山口泰司訳、青土社、一九九八年
D・J・チャーマーズ『意識する心——脳と精神の根本理論を求めて』林一訳、白揚社、二〇〇一年
永井均『〈私〉の存在の比類なさ』勁草書房、一九九八年
L・ヴィトゲンシュタイン『論理哲学論考』藤本隆志、坂井秀寿訳、法政大学出版局、一九八二年
星野力『蘇るチューリング——コンピュータ科学に残された夢』NTT出版、二〇〇二年
Hodges, A., *Alan Turing:the Enigma*, Vintage, 1992
Wolfram, S., *A new kind of science*, Wolfram Media Inc, 2002

あとがき

私は、今まで、何冊か、心と脳の関係にかかわる本を書いてきた。その中で、自分でも後々まで心に残るものが書けた時というのは、書いている途中で、一体自分が何を書いているのかわからなくなった時であったように思う。

つまり、脳科学、認知科学、哲学、といった従来の枠組みを離れて、未知の空間を模索しているような気分になった時、自分自身でも新しい何かを見出したような気になるし、結果として、多くの人と新しい視点から議論ができるようなポイントを提出できるように思う。

本書は、脳科学における現状の解説や、認知科学における研究トピックの紹介、哲学におけるさまざまな説の検討、などといった既成の文脈を離れて、〈あるもの〉が〈あるもの〉であること、〈私〉が〈私〉であることの根本を、「クオリア」を通して自分なりに徹底的に考えた本になった。その意味では、結果はどうであれ、私にとってはしんどいがやりがいのある仕事であったし、その過程で、「やさしい問題」と「むずかしい問題」の関係、ダイナミックに変化する〈私〉とその心の中で感じられる「クオリア」によって維持される同一性の併存、そして、意識の問題と機能主義との関係などについて、自分にとっても新鮮な視点が見出せたように思う。

もちろん、このような試みが、従来の学問の積み重ねとは無関係に行えるわけではない。従来の学問との関係については、本文とは別に、巻末に、「より詳しく知りたい人のためのブック・ガイド」という項目をもうけて、ご紹介した。普通の形式の本ならば、これらの情報は本文中に入ることになるが、本書では、あえてそのような言及を避けて、「裸」で考えることを試みた。

筑摩書房の増田健史さんには、本書の企画から構成、執筆にわたり、一方ならぬお世話になった。増田さんとの、ビールを片手にした「生成」の時間の積み重ねがなければ、本書は存在しえなかっただろう。ここに心からの感謝を表明する。

二〇〇三年夏

茂木健一郎

ちくま新書
434

意《い》識《しき》とはなにか
――〈私《わたし》〉を生成《せいせい》する脳《のう》

二〇〇三年一〇月一〇日 第一刷発行
二〇〇五年一一月一五日 第六刷発行

著者 茂木健一郎（もぎ・けんいちろう）

発行者 菊池明郎
発行所 株式会社 筑摩書房
東京都台東区蔵前二-五-三 郵便番号一一一-八七五五
振替〇〇一六〇-八-四一二三
装幀者 間村俊一
印刷・製本 三松堂印刷 株式会社
乱丁・落丁本の場合は、左記宛に御送付下さい。
送料小社負担でお取り替えいたします。
ご注文・お問い合わせも左記へお願いいたします。
〒三三一-八五〇七 さいたま市北区櫛引町二-六〇四
筑摩書房サービスセンター
電話〇四八-六五一-〇〇五三

ISBN4-480-06134-7 C0211

ちくま新書

020
ウィトゲンシュタイン入門
永井均
天才哲学者が生涯を賭けて問いつづけた「語りえないもの」とは何か。写像・文法・言語ゲームと展開する特異な思想に迫り、哲学することの妙技と魅力を伝える。

283
世界を肯定する哲学
保坂和志
思考することの限界を実感することで、逆説的に〈世界〉があることのリアリティが生まれる。特異な作風の小説家によって、問いつづけられた「存在とは何か」。

339
「わかる」とはどういうことか
——認識の脳科学
山鳥重
人はどんなときに「あ、わかった」「わけがわからない」などと感じるのか。そのとき脳では何が起こっているのだろう。認識と思考の仕組を説き明す刺激的な試み。

363
からだを読む
養老孟司
自分のものなのに、人はからだのことを知らない。たまにはからだのことを考えてもいいのではないか。口から始まって肛門まで、知られざる人体内部の詳細を見る。

377
人はなぜ「美しい」がわかるのか
橋本治
「美しい」とはどういう心の働きなのか？「合理性」や「カッコよさ」とはどう違うのか？日本の古典や美術に造詣の深い、活字の鉄人による「美」をめぐる人生論。

391
「心」はあるのか
——シリーズ・人間学①
橋爪大三郎
「心」の存在が疑われることは、あまりない。が、本当に「心」は存在するのだろうか？この問題を徹底検証し、私たちの常識を覆す。スリリングな社会学の試みだ。

431
やめたくてもやめられない脳
——依存症の行動と心理
廣中直行
薬、酒、賭け事…ヒトはなぜハマるのか。脳のどこかにモノや行動に溺れさせる秘密が隠されているのか。依存のメカニズムを探り肉体と精神の不思議を解き明かす。